AF704831

Leben LERNEN
Klett-Cotta

Zu diesem Buch

Die Erfahrungen eines langen Lebens, der Schatz innerer Bilder sind Ressourcen, die durch geduldige und feinfühlige Anregung zur emotionalen Stabilisierung im Alter genutzt werden können. Alle, die mit alten Menschen arbeiten oder sie begleiten, erhalten hier zahlreiche Beispiele, wie das Angebot von imaginativen Übungen mit dem Aufbau einer heilsamen Beziehung verknüpft werden kann. Ergänzt wird der Praxisteil durch grundsätzliche Überlegungen und Informationen zum Thema »Alter« im 21. Jahrhundert.

Prof. Dr. med. Luise Reddemann, Nervenärztin, Psychoanalytikerin (DGPT, DGP) und Fachärztin für Psychotherapeutische Medizin, Honorarprofessur für Psychotraumatologie und psychologische Medizin an der Universität Klagenfurt. Luise Reddemann war von 1985 bis 2003 Leitende Ärztin der Klinik für psychotherapeutische und psychosomatische Medizin am Ev. Johanneskrankenhaus Bielefeld. Aktuell ist sie in Fort- und Weiterbildung auf dem Gebiet der Psychotraumatologie tätig.

Lena-Sophie Kindermann, Diplom-Psychologin, in Ausbildung zur Psychologischen Psychotherapeutin.

Verena Leve, Studium der Anglistik, Philosophie, Soziologie und Sozialen Gerontologie. Sie ist wissenschaftliche Mitarbeiterin am Institut für Allgemeinmedizin der Heinrich-Heine-Universität Düsseldorf.

Alle Bücher aus der Reihe ›Leben Lernen‹ finden Sie unter:
www.klett-cotta.de/lebenlernen

Luise Reddemann
Lena-Sophie Kindermann
Verena Leve

Imagination als heilsame Kraft im Alter

Klett-Cotta

Leben Lernen 262

Klett-Cotta
www.klett-cotta.de
© 2013 by J. G. Cotta'sche Buchhandlung
Nachfolger GmbH, gegr. 1659, Stuttgart
Alle Rechte vorbehalten
Printed in Germany
Umschlag: Hemm & Mader, Stuttgart
Titelbild: Gabriele Münter: »Kottmüllerallee in Murnau«, 1960
© VG Bild-Kunst 2013
Gesetzt aus der Minion von Kösel, Krugzell
Gedruckt und gebunden von Kösel, Krugzell
ISBN 978-3-608-89141-6

Bibliografische Information der Deutschen Nationalbibliothek
Die Deutsche Nationalbibliothek verzeichnet diese Publikation in der Deutschen Nationalbibliografie; detaillierte bibliografische Daten sind im Internet über <http://dnb.d-nb.de> abrufbar.

Inhalt

Dies immer noch

Dies immer noch wollen
Den Laden
Immer noch aufziehen wollen
Das Hinterhaus
Immer noch auf die Netzhaut
Und das Siebenuhrmorgenzimmer.

Immer noch ausgehen wollen
Die altbackene Straße hinunter
Entlang den Fenstern
Voll vergeblicher Hilfeschreie
Und einsammeln im Drahtkorb
Schicksal und Schicksal

Auf der Zunge das alte Ungereimte
Mein Schritt eine Uhr die abläuft
In der Hand noch immer
Das Pappfähnchen Zuversicht
Hinter mir keine Armee
Dann und wann Kinder

Marie Luise Kaschnitz

Einleitung

Die Verwendung von Imaginationen ist vermutlich die älteste Form der Heilkunde und Heilkunst überhaupt. Dennoch wissen wir, dass der Zugang zur Arbeit mit heilsamen Bildern insbesondere im psychotherapeutischen Umfeld gerade für ältere Menschen häufig erschwert ist. Ältere Menschen, und insbesondere jene über 75 Jahre, erhalten deutlich seltener ambulante Psychotherapie als jüngere (Pinquart 2012; Kipp 2008; Peters 2004). In diesem Buch beschäftigen wir uns daher mit der Frage, wie alte und pflegebedürftige alte Menschen auf Angebote reagieren, positive Erinnerungen zu erzählen, aus denen dann imaginative Übungen entwickelt werden können; und wie die alten Menschen wiederum auf solche Imaginations-Anregungen reagieren; des Weiteren haben wir uns gefragt, ob diese imaginativen Angebote einen positiven Einfluss auf das emotionale Befinden und das Schmerzerleben haben. Lena-Sophie Kindermann hat dazu eine Forschung im Rahmen ihrer Diplomarbeit an der Universität Klagenfurt durchgeführt. Luise Reddemann hat, als Psychotherapeutin und in der Nutzung von Imaginationen seit Jahrzehnten tätig, diese Arbeit begleitet. Wir beziehen uns in diesem Buch zum Teil auf die Ergebnisse dieser gemeinsamen Arbeit und wollen allen, die alte pflegebedürftige und/oder unterstützungsbedürftige alte Menschen begleiten, behandeln oder pflegen, Mut machen, Imaginationen für den Kontakt zu nutzen.

Wir wollen mit unserem Buch zeigen, dass durch die Nutzung imaginativer Fähigkeiten alten Menschen ein besserer Zugang zu den vorhandenen personalen und individuellen Ressourcen ermöglicht wird, Entspannung erreicht und somit der Umgang mit dem Prozess des Alterns insgesamt – und ggf. sogar Pflegebedürftigkeit – erleichtert werden kann.

Imaginationen oder heilsame Vorstellungen können somit auch und gerade im Alter als individuelle Kraftquelle dienen. Im Rahmen einiger Studien konnte bereits die Wirksamkeit imaginativer Verfahren in der Behandlung zahlreicher psychischer Störungen nachgewiesen werden (Kirn, Echelmeyer und Engberding 2009; Grütters 2010; Stasing 2011). Das Buch »Imagination als heilsame Kraft«, das 2001 erstmals erschienen ist, hat regen Zuspruch gefunden, und die dort vorgestellten Imaginationsübungen helfen vielen Menschen in Not, vor allem bei Traumafolgeproblemen. Diese positiven Erfahrungen haben uns ermutigt, imaginative Potenziale auch bei alten, ja sogar hochbetagten und möglicherweise physisch oder kognitiv eingeschränkten Menschen auszuloten und zu nutzen.

Im Anschluss an »Imagination als heilsame Kraft« und an das Manual zur »Psychodynamisch Imaginativen Traumatherapie« möchten wir darüber hinaus darstellen, wie man gezielt sich aufdrängende traumatische Erfahrungen, die möglicherweise schon sehr weit zurückliegen, bearbeiten kann. Die Zahl der Alten, die in ihrer Kindheit durch Krieg, Vertreibung und andere extrem belastende Erfahrungen traumatisiert wurden, ist groß. Den Erkenntnissen der Alternsforschung zufolge leiden 36,3 Prozent der alten Menschen unter nicht verarbeiteten traumatischen Erlebnissen und sind zudem mit den altersbedingten körperlichen und psychischen Veränderungen und Belastungen konfrontiert (Forstmeier und Maercker 2008). In den letzten Jahren wurden wir immer häufiger vor die Aufgabe gestellt – und dieser Aufgabe werden wir uns noch jahrelang zu stellen haben –, auch alten Menschen bei der Bewältigung traumatischer Erfahrungen zu helfen und diese nicht nur zur Kenntnis zu nehmen. Diesem Anliegen widmen wir ein eigenes Kapitel in diesem Buch.

Uns ist es ein besonderes Anliegen zu betonen, wie wichtig es ist, sich individuell auf alte Menschen einzustellen und jegliches Vorgehen an ihre Bedürfnisse anzupassen.

Ebenso ist es uns wichtig, uns mit den theoretischen Grundlagen des Themas zu beschäftigen. Dazu wird Verena Leve als Soziologin und Gerontologin zu grundsätzlichen Fragen des Alterns und den Herausforderungen des Altseins in unserer Kultur Erkenntnisse beisteuern, die das Verstehen alter Menschen unterstützen.

Es geht uns um die Frage, wie alte Menschen trotz zum Teil zunehmender Herausforderungen und Belastungen Zufriedenheit und Wohlbefinden für sich erlangen können. Vor allem die Theorien des erfolgreichen Alterns fokussieren hierbei auf die Bedeutung der individuell verbleibenden Ressourcen.

Unsere Erfahrungen sollen anderen auch Mut machen, sich die Zeit zu nehmen, mit alten Menschen über deren Ressourcen und ihre Kraft gebenden inneren Bilder und Vorstellungen in einen Austausch zu treten. Er ist für beide Seiten inspirierend, sowohl für die PatientInnen als auch für ihre BegleiterInnen. Außerdem wollen wir Mut machen, Traumaerzählungen nicht auszuweichen, sondern alte Menschen dabei zu begleiten. Wir schreiben dies sowohl für psychotherapeutisch Tätige wie auch für alle, die alte Menschen pflegen und betreuen. Wir werden konkrete Hilfen und Anleitungen zur Verfügung stellen, wie man heilsame Gespräche mit alten Menschen führen kann.

Jene, die bereits mit der Arbeit mit älteren Menschen vertraut sind, werden sich in den imaginativen Übungen und den begleitenden Gesprächen an Elemente aus Verfahren der Biografiearbeit und der (integrativen) Validation (Richard 2010; Feil 1993) erinnert fühlen. Den von uns entwickelten und beschriebenen Übungen liegen ähnliche ressourcenorientierte Haltungen und die Idee des wertschätzenden Umgangs zugrunde, wie im Verlauf des Buches eingehender dargestellt wird.

Dieses Buch beruht auf interdisziplinärer Zusammenarbeit. Es zeigt u. a., wie wichtig es ist, dass verschiedene Berufsgruppen ihr Wissen zusammentragen. Die Protokolle der Arbeit von Lena Sophie Kindermann machen deutlich, dass es einige basale Voraussetzungen braucht, um gedeihlich mit alten, zum Teil pflegebedürftigen Menschen zusammenzuarbeiten:

1. Zeit. Es ist uns bewusst, dass dies auch nur auszusprechen schon Widerstände auslösen kann. Wir meinen jedoch, dass therapeutisch und/oder pflegend Tätige darum kämpfen sollten, dass sie sich Zeit in der Begleitung der alten Menschen in ausreichendem Maße nehmen können. Menschen brauchen generell Zeit, um sich aufeinander einzulassen. In der Arbeit mit älteren Menschen ist die Zeit ein wesentlicher Faktor, um sich respektvoll zu nähern und ein Leben in Würde zu ermöglichen.
2. Die Bereitschaft, sich geduldig auf die Beziehung einzulassen und diese wachsen zu lassen, damit sie letztendlich für beide Interaktionspartner zum gedeihlichen Kontakt wird. Auch Vertrauen braucht Zeit!
3. Respekt vor der Autonomie des Gegenübers und achtungsvolle Wertschätzung dessen, was der andere Mensch bereits zur Verfügung hat.

Dieses Buch ist in erster Linie aus psychotherapeutischer Perspektive geschrieben. Dort gehören die hier genannten Interventionen nicht unbedingt zum Standardrepertoire. Es ist uns bewusst, dass u. a. in der Interventionsgerontologie und geragogischen Ansätzen vieles von dem, was hier beschrieben wird, bereits Eingang in Theorie und Praxis gefunden hat. Wir hoffen, dass unser Buch viele, die mit alten Menschen arbeiten, ansprechen wird.

Wie Sie dieses Buch lesen können

Selbstverständlich können Sie dieses Buch von Anfang bis Ende lesen.

- Die Theorieteile sind uns wichtig, doch wenn für Sie theoretische Reflexionen nicht so erheblich sind, können Sie sie auslassen oder später lesen.
- Die Nutzung von Imaginationen, so wie wir sie für alte Menschen speziell empfehlen, finden Sie im Kapitel 8.
- Die Arbeit mit traumatisierten alten Menschen ist im Kapitel 9 dargestellt.
- Die einzelnen Kapitel werden auch aus sich heraus verständlich, sodass Sie nicht unbedingt das ganze Buch in der vorgesehenen Reihenfolge der Kapitel lesen müssen, sondern auswählen können.

Über Rückmeldungen freuen wir uns. Vielleicht arbeiten Sie auch mit alten Menschen und haben Anregungen für uns. Wir verstehen unsere Arbeit als »work in progress«. Unsere E-Mail-Adressen finden Sie am Ende des Buches.

1. Imaginative Arbeit und Ressourcenorientierung in der Psychotherapie

Der Begriff Imagination stammt vom Lateinischen »imago« ab, was so viel bedeutet wie Bild, Abbild, Vorstellung. Wenn wir heute das Wort Imagination benutzen, verstehen wir damit innere Vorstellungen jedweder Art, nicht nur bildhafte, sondern auch solche, die mit anderen Sinneswahrnehmungen zusammenhängen.

Die Fähigkeit zur Imagination wird in verschiedensten Therapieverfahren genutzt, so in der aktiven Imagination nach C. G. Jung, in der »katathym-imaginativen Therapie« und in der Hypnotherapie; in der Psychodynamisch Imaginativen Traumatherapie wird ebenfalls Imagination explizit genutzt, aber auch in anderen Therapieverfahren kommen Imaginationen zur Anwendung, dann allerdings meist weniger gezielt und häufig auch nicht ausdrücklich.

Imaginative Übungen können das komplette sensorisch-perzeptuelle System ansprechen und anregen, sodass sämtliche Sinne, nicht nur der visuelle Sinn, und Emotionen erlebbar werden können.

Positive Wirkungen von Imagination

Wie eingangs bereits erwähnt, konnte die positive Wirkung von Imaginationen bereits in einigen Studien bestätigt werden (Kirn, Echelmeyer und Engberding 2009; Grütters 2010; Stasing 2011). Es wurde nachgewiesen, dass »Vorstellungen wie auch Gedanken« ähnliche Auswirkungen auf das Erleben haben wie real stattgefundene Erlebnisse (Kirn, Echelmeyer und Engberding 2009, S. 5; s. auch Davidson 2011; Hüther 2011). Daher ist es wichtig, Bilder und Vorstellungen positiv zu gestalten, um eine wohltuende Wirkung auf den physischen und psychischen Zustand zu erzeugen. Wie kann Imagination (pflegebedürftigen) alten Menschen als Ressource dienen?

Menschen erleben jeden Tag, wie sie mithilfe ihres Vorstellungsvermögens Entscheidungen fällen bzw. angenehme oder unangenehme

Gefühle erzeugen. Das uralte Wissen zur Wirksamkeit von Imagination wird inzwischen auch durch Belege aus dem Bereich der Neurobiologie und Neuropsychologie unterstützt.

Auch Hüther (2010) spricht davon, dass innere Bilder die Gedanken, Empfindungen und das Verhalten beeinflussen. Wichtig erscheint uns der Hinweis von Lazarus (2006), dass es möglich ist, durch Imagination etwas zu erleben, zu sehen, zu spüren, das in der äußeren Wirklichkeit nicht möglich wäre. Wie in einigen unserer Beispiele zu zeigen sein wird, kann Imagination für ältere Menschen, die aufgrund ihres körperlichen Zustandes bereits stark eingeschränkt sind, eine Möglichkeit sein, in der Vorstellung Aktivität zu spüren und etwas Wohltuendes zu erleben.

Positive Wirkungen lassen sich noch durch folgende Vorgehensweisen verstärken:

1. Wenn nötig, beiläufig arbeiten

Ich (L.-S. K.) orientierte mich an der Empfehlung, mit Imaginationen immer dann, auch beiläufig, zu arbeiten, wenn die Patientin kann und möchte (s. Reddemann 2011, S. 100), weshalb im Rahmen der Arbeit mit alten Menschen die imaginative Übungen von mir auch als »imaginative Anregungen« bezeichnet werden.

2. Übungen an die Bedürfnisse der KlientInnen/PatientInnen anpassen

So kann es vorteilhaft sein, schon die Einleitung einer Übung zu verändern, wenn im Laufe der ersten Gespräche deutlich wird, dass eine Patientin sich nur begrenzt öffnen will und z. B. angibt, mit Bildern nicht viel anfangen zu können und auch auf kleine imaginative Angebote wenig anspricht. Im Laufe eines Gespräches erzählen PatientInnen manchmal aber erstaunlich lebhaft von früheren Erfahrungen, etwa von einem Ort am Meer. Wenn solche Bilder dann aufgegriffen werden, scheint das Imaginieren wie von selbst zu gelingen.

»Dieser Ort am Meer, von dem Sie gerade erzählt haben, löst auch bei mir sehr schöne Gefühle aus. Möchten Sie mir Ihren Ort noch etwas genauer beschreiben? Was sehen Sie vor Ihrem inneren Auge, wenn Sie an diesen Ort denken? Lassen Sie alle Bilder und Vorstellungen aufsteigen, die Sie mit Ihrem Ort am Meer verbinden. … Vielleicht sehen Sie Ihr Häuschen am Meer? … Gibt es einen Balkon oder eine

Terrasse? … Welche Farbe haben die Fensterläden? Lassen Sie diese Bilder auf sich wirken. … Welche Farbe hat das Meer? … Welche Gedanken kommen Ihnen bei der Erinnerung an diesen Ort? … Wie fühlen Sie sich? … Wenn Sie möchten, können Sie sich in Ihrer Vorstellung Ihren Ort so gestalten, dass er einzig und allein zu Ihrem sicheren Ort wird, an dem Sie sich komplett wohl und geborgen fühlen können …« (Frau S. s. Kapitel 5)

Aus einer Haltung heraus, die alte Menschen in ihrer Verschiedenheit und Einmaligkeit respektiert, können sich Imaginationen als Intervention zu ihrer Unterstützung als besonders hilfreich erweisen; nicht zuletzt deshalb, weil Imaginationen von ihrem Wesen her immer individuell sind.

Imaginationen und Erinnerungen können ältere Menschen im gesamten Alterungsprozess, sei er inspirierend oder belastend, unterstützen. Die Sinne sollten nicht mehr nur auf Eindrücke, die von außen kommen, sondern auch auf die eigenen im Inneren vorhandenen Gefühle, Erinnerungen und Vorstellungen gerichtet werden. Häufig ist festzustellen, dass schwierige Themen erst nach längerer Zeit zur Sprache kommen, wenn durch die vorangegangene Arbeit Vertrauen aufgebaut wurde.

Wenn ältere Menschen schöne Erlebnisse besser erinnern als schlechte, gibt dies ebenfalls Anlass dazu, eine positive Wirkung imaginativer Übungen zu erwarten. Ich (L. R.) kann das aus eigener Erfahrung bestätigen. Ich erinnere mich heute sehr viel mehr an schöne Dinge, auch in schwierigen Zeiten, als früher. Ich führe das bei mir auf regelmäßige Übungen zur Dankbarkeit zurück.

Ziel: Ressourcenförderung

Ziel imaginativer Arbeit sollte es sein, einen Zugang zu den individuell vorhandenen Ressourcen zu erlangen und positive Gefühle bewusst zu machen. Jede Art von ressourcenorientierten Gesprächen ermutigen dazu, den Blick auf die heilsamen Erlebnisse der alten Menschen zu richten. Die Intensität, der Ablauf und die Wahl der imaginativen Übung sollten daher für jede PatientIn/KlientIn spezifisch gestaltet werden. Standardisierte Abläufe sind nicht sinnvoll.

Alte Menschen – wie jeder Mensch! – sollten sich wertgeschätzt, akzeptiert, wahrgenommen und verstanden fühlen. Daher sollte vor allem der Beziehungsgestaltung ausreichend Raum gegeben werden. Alte Menschen sollten die Möglichkeit bekommen, sich in einem vertrauten Rahmen auf imaginative Arbeit einzulassen. Um eine tragfähige Beziehung aufzubauen, ist es elementar zu wissen, was einen Menschen bewegt.

Vorherrschende Alterstheorien können nützlich sein, aber auch in die Irre führen. Auch müssen wir uns unserer eigenen Altersbilder und Vorurteile und des Altersselbstbildes unseres Gegenübers bewusst werden.

Gegenbilder zu Schreckensbildern finden

Wir halten es für wichtig, dass belastete Menschen Gegenbilder zu ihren Schreckensbildern finden (s. auch Reddemann 2010, S. 29). Dies lässt sich gut auf die Arbeit mit alten Menschen übertragen, welche häufig unter altersbedingten Veränderungen, täglichen Sorgen und Ängsten, ihrer zunehmenden Pflegebedürftigkeit, den Schmerzen, Verlusterfahrungen und möglicherweise nicht verarbeiteten Kriegserfahrungen und anderen traumatischen Erfahrungen leiden. Nicht zuletzt aus diesem Grund lohnt es sich zu erkunden, ob ältere Menschen auf heilsame Imaginationen zurückgreifen können, und diese zu fördern.

Später werden wir im Kapitel zum Umgang mit traumatischen Erfahrungen auch die Möglichkeit beschreiben, direkt mit dem Belastenden zu arbeiten.

Was heißt Ressourcenorientierung genau?

In der Literatur existiert eine Vielzahl an Definitionen zu dem Begriff der Ressource. Grawe (2000) gibt eine Definition, die für uns die Komplexität und Vielseitigkeit im Hinblick auf den Nutzen von Ressourcen ausdrückt:

»Als Ressource kann jeder Aspekt des seelischen Geschehens und darüber hinaus der gesamten Lebenssituation eines Patienten aufgefasst werden, also z. B. motivationale Bereitschaften, Ziele, Wünsche, Abneigungen, Interessen, Überzeugungen, Werthaltungen, Geschmack, Einstellungen, Wissen, Bildung, Fähigkeiten, Gewohnheiten, Interaktionsstile, physische Merkmale wie Aussehen, Kraft, Ausdauer, finanzielle Möglichkeiten und das ganze Potenzial der zwischenmenschlichen Beziehungen eines Menschen.« (Grawe 2000, S. 34)

So konnten wir u. a. folgende Ressourcen im Laufe der Gespräche mit den Probandinnen der Studie finden: ausgeprägte emotionale und soziale Kompetenzen, Anpassungsfähigkeit, innere Stärke, Durchhaltevermögen, großer Erfahrungsreichtum, Fähigkeit zu Dankbarkeit, Selbstständigkeit (Frau M. s. Kapitel 5); Vorstellungsgabe, gute familiäre Beziehungen, innere Kraft, Sinn für und Freude an der Natur, hohe Leidensbereitschaft (Frau S. s. Kapitel 5).

Dass wir »hohe Leidensbereitschaft« als Ressource nennen, mag manche LeserIn verwundern. Die Bereitschaft, Leid zu ertragen, ist in dieser Generation für viele prägend gewesen und war im Sinne des Überlebens eine Ressource bzw. ein Resilienzfaktor. Hier wird deutlich, wie wichtig für die Definition von Ressourcen auch ein Verständnis der Zeitgeschichte und der jeweiligen Kultur sein kann (s. Kapitel 10 zum Umgang mit der Zeitgeschichte).

Ressourcen und Stärken im Alter finden

Im Rahmen der Interventionsgerontologie sind Kenntnisse zu Ressourcen essenziell, da an den bereits vorhandenen Ressourcen und Stärken angesetzt werden sollte.

Es wurde mehrfach belegt, dass Menschen höheren Alters über zahlreiche Ressourcen verfügen. So konnten beispielsweise Kruse und Wahl zeigen, dass »das subjektive Wohlbefinden bis ins hohe Alter stabil bleibt« (Kruse und Wahl 2010, S. 19). In der Literatur wird dieses Phänomen als »Wohlbefindensparadox« (ebd., S. 19) beschrieben und auf das Potenzial an Ressourcen und Strategien zur Bewältigung zurückgeführt (Forstmeier, Maercker 2008). Die Bezeichnung »Wohlbefindensparadox« basiert dabei auf der Annahme, dass bei zunehmenden altersbedingten physischen und psychischen Beeinträchtigungen das Wohlbefinden ebenfalls zurückginge. Diese Annahme konnte allerdings durch verschiedene Studien zur Lebensqualität auch im höheren Alter widerlegt werden (Kruse, Wahl 2010; Jopp, Rott, Wozniak 2010; Zank et al. 1997).

Wir können also davon ausgehen, dass jeder Mensch über die gesamte Lebensspanne hinweg über Ressourcen verfügt, um Herausforderungen und belastende Ereignisse zu bewältigen. Daher stellt im

Grunde jede individuelle Biografie eines alten Menschen bereits eine entscheidende Ressource dar. Diese Erkenntnis war auch im Rahmen der Fallstudien von besonderer Bedeutung.

Nach Grawe (2000) verstehen wir also unter Ressourcen alle potenziellen Fähigkeiten, die einer Person zur Sättigung der menschlichen Bedürfnisse und Stärkung des Selbstwertgefühls dienlich sein können. Die Vielfältigkeit und individuelle Bedeutung von Ressourcen stehen im Vordergrund. Entscheidend ist zudem die subjektive Bewertung einer Ressource.

Ältere Menschen zeigen »eine stärkere Tendenz zur passiven, intrapersonal orientierten und emotionsregulierenden Bewältigung« (Kruse, Wahl 2010, S. 188). »Akzeptanz, Distanzierung und Neubewertung« (ebd.) seien hierbei präferierte Strategien. Wohingegen jüngere Personen Strategien wie »planvolle Problemlösung, Suche nach sozialer Unterstützung, Konfrontation« (ebd.) verfolgen würden.

Auf eindringliche Weise kann man das in dem Film »Liebe« von Michael Haneke miterleben. Hier ist das alte Ehepaar auf der einen Seite, das mit der schweren Erkrankung und zunehmenden Demenz der Frau umzugehen versucht, indem es sich eher auf die Gemeinsamkeit bezieht, während die Tochter ständig darauf drängt, die Mutter nochmals zu behandeln, sie unterzubringen und so fort. Das wiederum führt zu einer immer stärkeren Vereinsamung der beiden Alten und letztlich zu einer Verzweiflungstat des alten Mannes. Dem Regisseur und den Schauspielern gelingt es zu verdeutlichen, was für eine Kluft sich zwischen den Generationen auftun kann, wenn jüngere Menschen nicht bereit sind, den alten zuzuhören und deren Andersseinwollen (vielleicht sogar müssen) zu respektieren.

Kruse und Wahl (2010) führen die Fähigkeit, persönliche Ziele verändern zu können, anstatt sie zwanghaft erreichen zu müssen, auf das Gut an Lebenserfahrung alter Menschen zurück. Imaginative Arbeit kann hier klärend wirken.

Menschen höheren Alters sind zur psychischen Anpassung fähig, die ihnen die Bewältigung der Einschränkungen ihrer physischen Gesundheit erleichtern (Baltes & Baltes 1992 a; Lehr 2007; Wiesmann und Hannich 2010). Auch die Lernfähigkeit, die bis ins hohe Alter erhalten bleibt, sowie das Interesse an Veränderungen erklären, dass »Entwicklungspotenziale in unterschiedlicher Weise vorhanden sind« (Hirsch 2011, S. 151). Während der Film »Liebe« radikal die Not des alten Paares thematisiert, gelingt es in dem Film »Quartett« von Dustin Hoffman auf humorvolle Weise, die Veränderungsbereitschaft eines alten Paares und dessen Ringen um Aussöhnung darzustellen. Im Film »Quartett« wird auch gezeigt, dass die teilweise sehr alten Instrumentalmusiker noch recht gut in der Lage sind, ihr Instrument zu spielen, während die Sänger doch akzeptieren müssen, dass die Stimme für öffentliche Auftritte nicht mehr taugt. So geht es auch auf anderen Gebieten, und die Klugheit des Alters (s. u.) kann dabei helfen, Vorhandenes geschickt zu nutzen und sich von dem, was nicht mehr möglich ist, zu lösen.

Im Sinne des Sense of Coherence gilt es, im Alter den Blick für individuelle und kollektive Ressourcen zu erschließen, die es möglich machen, auf sich verändernde Anforderungen reagieren zu können. Zur Stärkung des Kohärenzgefühls kann auch eine Lebensbilanzierung beitragen. Sie stellt die Ereignisse über den Lebensverlauf in einen Sinnzusammenhang und fördert die Grundüberzeugung, dass das Leben trotz Verlusten und Anstrengungen lohnenswert ist (Bubolz-Lutz 2008, 2010; Kricheldorff 2012).

So zeigt sich im Umgang mit Verlusten im hohen Alter etwa beim Tod des Partners, dass die Fähigkeit, Erlebtes in einem sinnstiftenden Zusammenhang zu verorten, dazu beiträgt, das subjektive Wohlbefinden erneut herzustellen. Es handelt sich hierbei um eine bedeutende personale Ressource (Wurm, Huxhold 2010; Brandtstädter, Rothermund 1998).

Wir empfehlen, Stärken in ihrer Bedeutung bewusst wahrzunehmen (s. auch Jopp, Rott und Wozniak 2010). Das Verständnis darüber, was eine Ressource oder ein Belastungsfaktor ist, variiert allerdings von Person zu Person (Willutzki 2003). Die emotionale Intelligenz als Ressource impliziert die Fähigkeit, Gefühle einordnen und verstehen zu können und Handlungsmöglichkeiten zur Vermeidung emotional belastender Konflikte zu finden. Aufgrund ihrer großen Lebenserfahrung findet sich bei alten Menschen häufig eine Erhöhung der emotionalen Intelligenz (Pohlmann 2010).

Die Berliner Altersstudie verweist zudem auf »eine große Plastizität in der Alltagskompetenz durch verschiedene Kompensationsmechanismen, welche ebenso als wichtige Ressource erachtet werden sollten« (Moskiou, El-Zidy-Ibrahim, Spira, Hoffmann, Steinhagen-Thiesen 2010, S. 51).

Nach Erik Erikson verweist unser Unbewusstes auf tiefer liegende Kräfte, welche zur Selbstheilung essenziell sind. In diesen unbewussten Gefühlen, Ängsten, Gedanken und Wünschen liege Weisheit (Erikson 1973). Ähnliches beschreiben auch C. G. Jung und Milton Erickson. Ebenso ist es möglich, dass Menschen Abwehr- und Verdrängungsmechanismen als psychologische Stärke nutzen, was erneut auf die individuelle Bedeutsamkeit der eigenen Bewertung einer Ressource verweist (Bonanno 2008).

Es ist wichtig, nicht eine einzige Ressource für den Lebensabschnitt Alter zu fokussieren, sondern stattdessen die Veränderung unterschiedlicher Ressourcen im Kontext zu sehen (Martin, Kliegel 2008). Über die Imaginationen und begleitende ressourcenorientierte Gespräche können subjektive Bewertungen gestärkt und individuell vorhandene Fähigkeiten anerkannt werden. »Die potenziell verfügbaren kognitiven, sozialen, emotionalen oder regulativen Mittel sind möglicherweise veränderbar, sei es durch die Auseinandersetzung mit geeigneten anforderungsreichen Kontexten oder durch gezielte Interventionen« (Martin, Kliegel 2008, S. 33). Dies halten wir für eine entscheidend wichtige Sicht und Grundlage der Arbeit mit alten Menschen.

Hier einige Beispiele für die positive Wirkung der Ressource »Imagination« aus den Fallstudien:

Imaginative Übungen erwiesen sich u. a. bei folgenden Sorgen und Problematiken als hilfreich: starke Schmerzen, Einsamkeit, kein Lebenssinn mehr (Frau M., s. Kapitel 5); geringes Selbstwertgefühl, mangelnder Lebensmut (Frau A., s. Kapitel 3).

Viele PatientInnen wie auch die TeilnehmerInnen der Studie profitier(t)en von heilsamen Bildern aus Erinnerungen. Das Wohlbefinden erhöht sich, und die alten Menschen gewinnen Mut, auch von Belastendem zu sprechen.

Resilienz

»Mit Resilienz wird die psychologische bzw. psychophysiologische Widerstandsfähigkeit bezeichnet, die Menschen befähigt, psychologische und psychophysische Belastungen (stress, hyperstress, strain) unbeschädigt auszuhalten und zu meistern«, meinen Müller, Petzold (2003, S. 2). Diese Definition erfasst allerdings nicht, dass es Erfahrungen gibt, die man nicht unbeschädigt überstehen kann – z. B. ein Unfall, bei dem man die Sehfähigkeit verliert, wie das von dem heute 70-jährigen Hugues de Montalembert in seinem Buch »Der Sinn des Lebens ist das Leben« eindrücklich beschrieben wurde. Liest man Montalemberts Geschichte, versteht man, dass man auch hier von Resilienz sprechen kann, ja muss. Montalembert schildert, wie er viel mehr verloren hat als sein Augenlicht und wie er dann nach und nach eine völlig andere Lebensqualität entdeckt, z. B. es schätzen lernt, sich helfen zu lassen. Resilienz (s. a. Reddemann 2006) bezieht sich dann allerdings eher auf die Fähigkeit, angesichts der Beschädigungen so gut wie möglich weiterzuleben. Der Resilienzbegriff von Müller und Petzold beinhaltet unseres Erachtens auch etwas von unserer westlichen Hybris, mit allem fertig werden zu können. Mit manchem werden Menschen nie fertig und können dennoch lernen, damit zu leben. Und auch das ist Resilienz! Diese Art von Resilienz hat viel mit Akzeptanz zu tun, und wir beobachten sie häufig bei alten Menschen, die viel Schweres erlebt haben.

Es ist daher wichtig zu betonen, dass der Resilienzbegriff komplex ist: Die Resilienz eines Menschen setzt sich stets aus Risiko- und Schutzfaktoren zusammen. Deshalb wollen wir in diesem Buch sowohl Belastungsfaktoren würdigen, gleichzeitig jedoch ebenso nach möglichen stabilisierenden und kraftspendenden Faktoren suchen.

So fällt häufig Durchhaltevermögen als sehr eindrucksvoller, das ganze Leben hindurch bestehender Resilienzfaktor auf (s. Frau M.). Auch das Bild einer vollkommen zufriedenen Person kann oft beobachtet werden, auch dieses Verhalten kann als Resilienzfaktor betrachtet werden, insbesondere bei in der Kindheit bzw. Jugend traumatisierten Menschen. Unbekannten erst einmal mit gehöriger Vorsicht zu begegnen, kann dann schützend sein (s. Frau S.).

Eine resilienz- und ressourcenorientierte Herangehensweise bei der Begleitung alter Menschen verbindet sich auf sehr Erfolg versprechende Weise mit der Einbeziehung imaginativer Übungen – das konnte Lena-Sophie Kindermann in ihrer Studie zeigen, und die klinische Praxis hat dies bestätigt. Welche Imaginationsübungen als Basisangebot zugrunde liegen sollten, klärt das folgende Kapitel.

2. Die Imaginationsübungen: Anleitungen in der Grundform

Wie sich im Verlauf des Buches zeigen wird, ist es in der Praxis wichtig, die Übungen individuell abzuwandeln und frei damit umzugehen. Zur Orientierung folgen hier jedoch zuerst die Anleitungen zu den vier wichtigsten Basisübungen in der Grundform.

2.1 Innerer sicherer Ort

Und nun möchte ich Sie einladen, die **Übung des inneren sicheren Ortes** kennenzulernen … Dieser Ort kann auf der Erde sein, er muss es aber durchaus nicht. Er kann auch außerhalb der Erde sein … Lassen Sie Gedanken oder Vorstellungen oder Bilder aufsteigen von einem Ort, an dem Sie sich ganz wohl und geborgen fühlen. Und geben Sie diesem Ort eine Begrenzung Ihrer Wahl, die so beschaffen ist, dass nur Sie bestimmen können, welche Lebewesen an diesem Ort, Ihrem Ort, sein sollen, sein dürfen. Sie können natürlich Lebewesen, die Sie gerne an diesem Ort haben wollen, einladen. Wenn möglich, rate ich Ihnen, keine Menschen einzuladen, aber vielleicht liebevolle Begleiter oder Helfer, Wesen, die Ihnen Unterstützung und Liebe geben. Prüfen Sie, ob Sie sich dort mit allen Ihren Sinnen wohlfühlen. Prüfen Sie zuerst, ob das, was Ihre Augen wahrnehmen, angenehm ist für die Augen. Wenn es noch etwas geben sollte, was Ihnen nicht gefällt, dann verändern Sie es … Nun überprüfen Sie bitte, ob das, was Sie hören, für Ihre Ohren angenehm ist … Wenn nicht, verändern Sie es bitte so, dass alles, was Ihre Ohren wahrnehmen, angenehm ist … Ist die Temperatur angenehm? … Wenn nicht, so können Sie sie jetzt verändern … Kann Ihr Körper sich so bewegen, dass Sie sich damit ganz wohlfühlen, und können Sie jede Haltung einnehmen, in der Sie sich wohlfühlen? … Wenn noch etwas fehlt, verändern Sie alles so, bis es ganz stimmig für Sie ist … Sind die Gerüche, die Sie wahrnehmen, angenehm? … Auch sie können Sie verändern, sodass Sie sich ganz wohl damit fühlen … Wenn Sie nun spüren können, dass Sie sich ganz und gar wohlfühlen an Ihrem inneren Ort, dann können Sie mit sich eine Körpergeste vereinbaren. Und diese kleine Geste können Sie in Zukunft ausführen, und sie wird Ihnen helfen, dass Sie diesen Ort ganz rasch wieder in der Vorstellung haben. Und wenn Sie das möchten, können Sie diese Geste jetzt ausführen … Um die Übung zu beenden, können Sie wieder Ihre Körpergrenzen wahrnehmen und den Kontakt des Körpers mit dem Boden achtsam registrieren. Danach kommen Sie dann mit der Aufmerksamkeit zurück in den Raum.

2.2 Gepäck ablegen

Stellen Sie sich vor, dass Sie auf einer langen Wanderschaft sind und mit viel Gepäck beladen … Auf dieser langen Wanderschaft gelangen Sie zu einem Hochplateau, also zu einer Gegend, die flach, aber bereits in der Höhe ist. Und weil Sie jetzt einen Weg vor sich haben, der eben ist, wo Sie nicht mehr ansteigen müssen, können Sie ein wenig verschnaufen … Und in der Ferne sehen Sie etwas Helles, wie ein Licht. Sie fühlen sich davon angezogen und gehen dorthin … Und Sie gelangen zu einem Platz, der in ein warmes, helles Licht getaucht ist. Dort entdecken Sie vielleicht ein Gebäude, das einem Tempel ähnelt, vielleicht Bäume oder eine Grotte, was auch immer Ihnen zusagt … Und Sie spüren, dass Sie jetzt verweilen und Ihr Gepäck ablegen möchten. Und Sie legen Ihr Gepäck an den Rand des hellen Platzes … Sie halten Ausschau nach einer Möglichkeit, sich hinzusetzen, sich auszuruhen. Und Sie finden auch etwas Passendes. Sie lassen dieses helle Licht auf sich wirken und spüren, wie Ihnen ganz warm wird und Sie sich wohlfühlen, sich leicht fühlen … Auf einmal bemerken Sie, dass ein freundliches, helles Wesen auf Sie zukommt, Sie freundlich anlächelt und Ihnen ein Geschenk gibt … Und Sie werden mit etwas beschenkt, das Sie für Ihr Problem, das Sie im Moment haben, brauchen können, das Ihnen Hilfe gibt … Vielleicht ist es ein symbolisches Geschenk, das Sie im Moment noch gar nicht verstehen … Wenn Sie möchten, bedanken Sie sich … Und so nach und nach beschließen Sie, dass Sie wieder zu Ihrem Gepäck gehen möchten, Sie diesen Platz verlassen möchten. Sie können jederzeit zu diesem Ort zurückkehren. Gehen Sie dann zu Ihrem Gepäck und überlegen Sie sich, was Sie von Ihrem Gepäck jetzt auf Ihrem weiteren Weg noch mitnehmen möchten, was Sie noch brauchen. Vielleicht gibt es Dinge, die Sie nicht mehr brauchen. Aber vielleicht möchten Sie auch alles wieder so aufnehmen … Und dann setzen Sie mit dem Gepäck, das Sie jetzt noch brauchen, Ihre Wanderung fort … Kehren Sie dann mit der Aufmerksamkeit zurück in den Raum …

2.3 Tresorübung

Stellen Sie sich einen Tresor vor – es gibt ja ganz kleine, wie in Hotelzimmern, größere und sehr große, ganze Tresorräume. Wählen Sie aus, was zu Ihnen passt. Jetzt können Sie alles, was Sie im Moment lieber nicht in Ihrer Nähe haben wollen, dort unterbringen. Gedanken könnten aufgeschrieben werden, das Papier aufgerollt und dieses dann in den Tresor gegeben werden. Ähnlich können Sie es mit Bildern machen. Innere Filme können auf DVD im Tresor untergebracht werden. Gerüche können in Flaschen verpackt sein, Geräusche und Klänge auf Tonträgern. Das alles hat dann vorerst Platz im Tresor und Sie können es herausholen, wenn Sie sich damit beschäftigen wollen.

2.4 Achtsamkeitsübung

Ich bitte Sie jetzt, eine für Sie angenehme Körperhaltung zu finden – liegen oder sitzen … Spüren Sie erst einmal, dass Ihr Körper Kontakt mit dem Boden hat. Es geht nur darum wahrzunehmen, dass Ihr Körper Kontakt hat und wo er Kontakt hat. Dabei geht es nicht um richtig oder falsch, sondern darum, bewusst zu registrieren …

Und als Nächstes bitte ich Sie wahrzunehmen, dass Ihr Körper atmet und dass er dabei Bewegungen macht. Registrieren Sie diese Bewegungen. Registrieren Sie, dass sich der Brustkorb sanft hebt und senkt … Und dass die Bauchdecke sich hebt und senkt … Und wenn Sie sehr genau wahrnehmen, dann spüren Sie auch, dass die Nasenflügel ganz kleine Bewegungen machen. Und diese Bewegungen des Körpers beim Atmen nehmen Sie einige Augenblicke lang wahr … Beenden Sie die Übung, indem Sie wieder bewusst wahrnehmen, dass

Ihr Körper Kontakt hat mit dem Boden oder dem Stuhl, und nehmen Sie Ihre Körpergrenzen achtsam wahr. Kehren Sie dann mit der Aufmerksamkeit bewusst in den Raum zurück und nehmen Sie diesen bewusst wahr.

Dies ist eine sehr einfache Achtsamkeitsübung. Durch diese Übung fokussieren Sie Ihre Aufmerksamkeit. Es ist wichtig, nicht zu erwarten, dass Sie die ganze Zeit ganz und gar aufmerksam sind, das gelingt kaum jemandem. Dennoch führt der Entschluss, sich für eine Weile auf etwas Bestimmtes zu konzentrieren, zu Beruhigung und Entspannung. Dies ist eine sanfte Art der Entspannung, die es dem Körper erlaubt, sich zu entspannen, so viel, wie er will, ohne dass man ihm befiehlt: entspanne, entspanne!

Und jetzt lade ich Sie ein, mit der Aufmerksamkeit durch den Körper zu gehen. Sie können, wenn Sie wollen, sich vorstellen, dass die Achtsamkeit wie eine Körperberührung ist. Beginnen Sie beim Scheitel. Nehmen Sie die Scheitelregion achtsam wahr. Registrieren Sie, was dort zu spüren ist. Fühlt sich das angenehm oder unangenehm an? Ist es eher kalt oder warm? Oder ist dort eigentlich gar nichts zu spüren? ... Wenn Sie diese Übung zum ersten Mal machen, ist es vielleicht einfacher, nur außen zu spüren, ansonsten können Sie versuchen, außen und innen zu spüren ... Lenken Sie Ihre Aufmerksamkeit dann zum Hinterkopf. Nehmen Sie ihn und was Sie dort spüren wahr ... Gehen Sie dann weiter mit Ihrer Aufmerksamkeit zu den Ohren ... zur Stirn ... zu den Augen ... Nehmen Sie achtsam Ihre Wangen wahr ... die Nase ... den Mund ... und die Region zwischen Mund und Nase ... das Kinn ... Nehmen Sie den Hals und den Nacken achtsam wahr ... Gehen Sie dann mit der Aufmerksamkeit zu den Schultern. Nehmen Sie die Schultern wahr ... die Oberarme ... die Unterarme ... die Hände ... Nehmen Sie Arme und Hände noch mal als Ganzes wahr, von der Schulter bis zu den Fingerspitzen ... Und jetzt nehmen Sie den Rumpf wahr, zunächst den Rücken vom Nackenwirbel bis zum Steißbein ... dann den vorderen Teil des Rumpfes, zunächst den Brustbereich ... Nehmen Sie dann den Bauchbereich wahr ... dann den Beckenbereich ... Gehen Sie jetzt mit Ihrer Aufmerksamkeit zu den Beinen, zunächst zu den Oberschenkeln ... Dann nehmen Sie Ihre Knie achtsam wahr ... die Unterschenkel ... die Füße ... Und dann nehmen Sie noch mal die Füße und Beine als Ganzes wahr, von den Hüftgelenken zu den Zehenspitzen ... Schließen

Sie die Übung ab, indem Sie sich vorstellen, dass Sie durch den Scheitel einatmen und dass der Atem den Körper durch die Füße verlässt … Kommen Sie dann bitte mit der vollen Aufmerksamkeit zurück in den Raum.

3. Mit Imaginationen arbeiten – Fallbeispiele aus der Studie

Wir wollen nun einen ersten Einblick in die konkrete Arbeit mit Imaginationen geben und anhand einiger Beispiele aus der Studie verdeutlichen, dass es sich lohnt, mit alten Menschen auf gute Erinnerungen und heilsame Bilder zu fokussieren.

3.1 Schmerzen

Frau A. ist eine 74 Jahre alte Dame, welche unter starken rheumatischen Schmerzen leidet und auf pflegerische Unterstützung angewiesen ist. Sie macht bei den Gesprächen einen sehr orientierten Eindruck und erzählt offen und mit großer Freude von sich und ihrem Leben. Frau A. betont, sich ihrem Alter zu fügen.

Bei der Bewältigung schwieriger Lebenssituationen hat ihr geholfen, dass sie immer daran geglaubt hat, dass es wieder bessere Zeiten geben wird. Dieser Gedanke hat ihr Kraft gegeben. In ihrem Leben hat sie sehr viele Krisen erlebt und sich immer selbst helfen müssen. Ihr Wunsch, ihre Enkel zu erleben, gibt ihr Kraft. Sie liebt Kinder, und zu sehen, wie sich diese entwickeln, ist für sie wunderbar. Für andere hat sie nur den Rat, die Jugend zu nutzen. Sie sei nicht mehr in der Lage, etwas zu unternehmen, da ihre Schmerzen so belastend seien und sie massiv einschränken würden.

Sie klagt darüber, dass nichts sie von ihren Schmerzen ablenken könne. Die Schmerzen seien immer da, auch nachts sei das furchtbar, und sie wisse nicht, wie lange sie das noch ertragen werde. Die Schmerzen ließen sie nie in Ruhe. Alt zu werden, könne sie nicht empfehlen. Das Schlimme sei jedoch für sie, im Kopf noch so klar zu sein. Sie wünsche sich oft, ganz kaputt zu sein. Dann müsste sie das alles nicht ertragen. Sie sei zudem sehr einsam. Ihre Tochter komme nur selten, da sie viel zu tun habe. Außer ihrer Tochter und ihren Enkeln habe sie jedoch niemanden mehr.

Ihre Aussage, noch klar denken zu können und orientiert zu sein, griff ich (L.-S. K.) auf und ermunterte sie, dies als eine große Ressource zu betrachten. Ich fragte, ob es etwas gebe, wobei ihr diese Fähigkeit hilfreich sei. Im Laufe des Gespräches konnten tatsächlich einige Aspekte gesammelt werden, für welche sie ihre kognitiven Fähigkeiten nutzen konnte.

Da ebenfalls deutlich geworden war, dass Frau A. nach Ablenkung suchte, erzählte ich ihr von der Möglichkeit der Imagination und fragte nach, ob sie Lust hätte, gemeinsam eine Art Fantasiereise zu machen. Hierbei könne sie sich ebenfalls ihre kognitiven Fähigkeiten zunutze machen. Sie solle einfach schauen, ob sie etwas damit anfangen könne, wenn nicht, dann solle sie sofort Bescheid geben.

Ich erläutere Frau A. sowohl die Übung des »inneren sicheren Ortes« als auch die Übung »Gepäck ablegen«. Sie wählt die Übung des »inneren sicheren Ortes«. Da ihr diese Übung gefiel und sie bereits nach dem ersten Mal äußerte, sich sehr sicher und geborgen gefühlt zu haben und auch ansonsten im Rahmen des Gesprächs sehr positive Rückmeldungen gab, führte ich die Übung noch neun weitere Male mit ihr durch. Sie brachte zum Ausdruck, die Übung jedes Mal freudig zu erwarten, und wollte zu Beginn einer Einheit nur wenig sprechen, während sie nach der Übung sehr ausführlich und lebhaft von ihrem Ort und ihren Gefühlen sprach. Jedes Mal betonte sie, dass sie nicht gedacht hätte, ihre Fantasie und ihren Kopf noch mal so nutzen zu können.

Bei Frau A. kamen viele Ressourcen über die Übung zum Vorschein, die sie in den Gesprächen nur beiläufig erwähnte hatte. Nachdem ich sie jedoch als Ressourcen thematisiert und hervorgehoben hatte, schien sie selbst zu sehen, wie viele wertvolle Stärken in ihr verborgen waren. Als ihren sicheren Ort beschrieb sie ein »kleines Häuschen, direkt an einem Bach, drum herum Wiesen und Wälder, im Bach Frösche und kleine Fische, Kinder spielen am Bach, ein Hund liegt im Schatten«. Sie selbst koche und beobachte das Geschehen aus dem Küchenfenster. Da sie danach sehr detailliert beschrieb, welche Gerüche, Geräusche und Temperaturen sie wahrnahm, hob ich diese Elemente in der Übung besonders hervor. Ebenso thematisierte ich in den Gesprächen danach ihre Ressource als Kind und dass sie auch jetzt noch immer über so viel Fantasie verfüge. Es stellte sich heraus, dass sie sehr begabt schien, sich in die Sichtweise von Kindern hineinzuversetzen. Ich brachte ihr deutlich meine Bewunderung zum Ausdruck und betonte, dass diese Fähigkeit etwas Besonderes sei. Sie wirke sehr empathisch und scheine ihre Umgebung sehr fein wahrnehmen zu können. Sie freute sich sichtlich über diese Aussagen und wirkte danach tief in sich zufrieden. Sie zeigte ein zaghaftes Lächeln und sagte, »ja das mag sein, das hab ich schon immer gern getan«.

Bei meinem letzten Besuch fragte sie, wie mir die Idee gefalle, eine Geschichte für ihre Enkel zu schreiben. Das habe sie sich nach unseren gemeinsamen Gesprächen überlegt. Ich war von der Idee sehr begeistert und bestärkte sie darin, dieses Vorhaben umzusetzen. Ich sprach ihr zu, dass es bestimmt wunderbare Geschichten werden würden. Ihre Stärke solle sie unbedingt nutzen und weitergeben.

Bei Frau A. zeigte sich eindrucksvoll, welche Wirkung imaginative Übungen auf das Schmerzerleben haben können. Ihre Schmerzen, welche sie anfangs als sehr belastend und quälend beschrieben hatte, erwähnte sie in den späteren Gesprächen kaum noch. Im Rahmen der Vorher-Nachher-Erhebungen des Schmerzerlebens gab sie eine deutliche Minderung der Schmerzen an, ansonsten sprach sie jedoch kaum darüber. Im Vergleich zum ersten Gespräch, in welchem sie hauptsächlich darüber berichtet hatte, erschien diese Veränderung erstaunlich. Frau A. wurde sich ihrer Fantasie, Kreativität, großer Vorstellungsgabe, Warmherzigkeit und ihres Einfühlungsvermögens, ihres Gefühls für Natur und Tiere, der feinen Sinneswahrnehmungen, feinen Beobachtungsgabe als ihrer Ressourcen bewusst und konnte dadurch ihre Selbstwirksamkeit im Umgang mit ihren Schmerzen erhöhen. Und sie konnte aufgrund ihrer Erfahrungen in der Imaginationsarbeit erkennen, wie viele Möglichkeiten sie hatte, um sich zumindest von ihren Schmerzen abzulenken.

3.2 Vereinsamung und daraus resultierend: Kein Interesse, starke Ablehnung

Frau P. ist 80 Jahre alt und lebt in einer stationären Pflegeeinrichtung. Sie wirkte beim ersten Besuch sehr reserviert und schien kein Interesse an einer Kontaktaufnahme zu haben. Sie betonte, dass sie für nichts mehr gut sei und nur noch auf den Tod warte. Es gebe ja nichts mehr. Auch an einem Gespräch schien Frau P. kein Interesse zu haben. Aufgrund der Aussagen »Sie wissen eh nicht, was es bedeutet alt zu sein, da mag man auch nicht mehr unter Leute, es reicht dann einfach, wissen Sie …« und auch aufgrund ihrer verschlossenen Körperhaltung entstand bei mir der Eindruck, dass sie keine Beziehung eingehen wollte. Da ich ihr auf keinen Fall etwas aufdrängen wollte und ihre Gründe jeglicher Art nicht hinterfragte, sondern respektierte, verabschiedete ich mich und bedankte mich für das Gespräch.

Drei Tage später traf ich sie auf dem Flur und half ihr ins Zimmer zurück. Ausgelöst durch das Schimpfen über den engen Flur, den alten Rollstuhl und den wässrigen Kaffee, den sie gerade habe trinken müssen, ergab sich ein Gespräch. Sie sei Büroangestellte gewesen, da sei sie dann in die Stadt gezogen, aber sie komme eigentlich vom Land. Davon blieben ihr jedoch jetzt nur noch Träume. Diese Aussage griff ich auf und hob das Träumen als Ressource hervor. Auf die Frage, ob sie einen Traum habe, an den sie besonders gerne denke, erzählte sie von ihrem Pferd. Schon als Kind habe sie dieses Pferd geliebt. Am Ende des Gesprächs war, ausgelöst durch weitere Fragen, ein anschauliches Bild von ihrem Pferd und ihrer Verbindung zu ihm entstanden. Ich spürte eine große Zufriedenheit in ihr. »Schön, schön, schön, kommen Sie ruhig mal wieder«, sagte sie immer wieder. Die Augen blieben auch bei der Verabschiedung geschlossen. In den nächsten zwei Gesprächen sprachen wir dann nochmals über ihre Träume. Sie beklagte sich, dass ihre Träume, die das einzig Schöne seien, kaum noch kämen. Früher habe sie leichter träumen können. Ich fragte sie, was ihr an ihren Träumen guttue, ob es Bilder in ihrem Traum gebe, die für sie besonders wohltuend seien. Es kristallisierte sich bruchstückhaft heraus, dass ihr Pferd, die Ausritte, die anderen Tiere, das frische Heu, die Felder, die Wiesen, der Wald eine große Bedeutung hatten. Denn hiervon erzählte sie immer wieder:

»Ja, mein Pferd, dann bin ich ja viel geritten, nur geritten, in den Träumen reite ich auch, mit meinem Pferd, so ein schönes Pferd, wissen Sie, alle waren neidisch auf mein Pferd, ja und die Wiesen und Felder, die gehörten dann mir, kennen Sie frisches Heu? Wie das riecht? Kennen Sie das, das ist was Wunderbares, wie das duftet, also so frisches Heu […]«

Beim nächsten Mal leitete ich sie auf ihren Wunsch hin über eine imaginative Übung, die die zentralen Elemente ihrer Träume beinhaltete, an, sich in ihren Vorstellungen fallen zu lassen. Ich formulierte die imaginative Übung nicht als solche, sondern integrierte die Anregungen in das Gespräch. Ich erachtete es zudem als besonders wichtig, Frau P. in den Übungen nur wenig vorzugeben, sondern lediglich über imaginative Anregungen den Zugang zu ihren Bildern und Vorstellungen zu bahnen. Was sie von der Übung aufnehmen, für sich nutzen und umsetzen konnte, lässt sich nur vermuten. In den Fragen danach, die ich ebenfalls in das Gespräch integrierte, äußerte sie sich jedoch sehr positiv. Durch die imaginativen Anregungen im Rahmen der Übung schien sie einen Zugang zu ihren Traumgedanken zu bekommen. Um diesen Zugang weiter zu bahnen und ihre Ressource weiter zu stärken, führte ich die Übung noch neun Male durch. Nach den Übungen wirkte sie jeweils noch sehr in sich gekehrt.

Gravierende Einsamkeit, Traurigkeit, kaum positive Gedanken, Gefühle, Erlebnisse, kaum noch Lebensmut belasteten Frau P. Es erscheint uns wichtig, dass sie zunächst mit ihrer Ablehnung respektiert wurde und sie danach die Erfahrung machen konnte, dass weiterhin Interesse an ihrer Person bestand. Als dann Ressourcen durch die Übung deutlich wurden, nämlich ihre große Fähigkeit zu träumen, ihre Vorstellungsgabe, ihre Fähigkeit zu feinen Sinneswahrnehmungen, ihr sehr gutes Langzeitgedächtnis und ihre Liebe zu Tieren (insbesondere Pferden), konnte sie aufblühen, und ein sehr befriedigender Kontakt wurde möglich.

Es zeigt sich, dass die Imagination auch gut in den alltäglichen Austausch aufgenommen und eingewobene Anleitungen hilfreich sein können. Die Übung muss nicht einem standardisierten, festen Muster folgen, sondern sollte sich an den individuellen Bedürfnissen orientieren wie im Falle von Frau P. (s. auch Kapitel 7).

3.3 Großer Kummer und Resignation und zeitweise Verwirrtheit

Frau U. ist 79 Jahre alt. Sie wirkte sehr bekümmert, einsam und verschlossen. Sie hat eine Tochter und drei Brüder, die jedoch noch in ihrer Heimatstadt leben. Das Alter sei eine Qual und sie habe sehr viele Krisen in ihrem Leben erlebt. Jedoch sei sie fähig, die Dinge eben so zu nehmen, wie sie kommen. Es bliebe ja nichts anderes übrig. Sie habe keine Kraftquelle, die sie stärke. Man könne anderen auch keinen Rat geben. Das Alter sei nicht gerecht.

Der Kontakt zu Frau U. gestaltete sich anfangs sehr schwierig. Frau U. wirkte in ihrem Bewusstsein und ihrer Wahrnehmung leicht verwirrt. Zudem fiel mir ihr tieftrauriger Gesichtsausdruck auf. In dem Gespräch, das sich aufgrund ihrer passiven und überaus negativen Grundstimmung sehr schwierig gestaltete, verstärkte sich die von Frau U. ausgehende Traurigkeit und Leere, und ich spürte, wie auch ich mich niedergeschlagen, hilflos und schwer fühlte.

Sie signalisierte, wie sehr sie unter dem Alter, den Schmerzen und der Einsamkeit leide. Es gebe nichts Gutes mehr, alles sei schlimm, das könne aber ein junger Mensch nicht verstehen. Ich würdigte ihr Leid. Meine Anteilnahme schien Frau U. offenbar bereits etwas zu helfen, der Gesichtsausdruck schien sich etwas zu lösen. Im weiteren Gespräch versuchte ich zunächst, ausschließlich ihr Leid anzuerkennen. Dies schien ihre resignierte Stimmung ein wenig zu mildern, und sie erzählte sogar von sich aus über ihre Herkunft und Familie. Das Gespräch war jedoch weiterhin sehr mühsam. Beispielsweise erzählte sie, dass sie mit einer Bekannten im Park gewesen sei, aber auch das sei nicht mehr schön. Es sei alles nur noch beschwerlich und sinnlos.

Da explizite Fragen, die auf Positives in ihrem Leben abzielten, Frau U. eher aggressiv zu machen schienen, stellte ich sie zunächst nicht mehr. Ihre momentane Stimmung, alles als negativ und trostlos zu empfinden, respektierte ich.

Aufgrund der Lebensumstände, in denen sich Frau U. befand, konnte ich diese negative Sichtweise sehr gut verstehen. Die Tatsache, dass ich sie nicht überredete, etwas als positiv zu betrachten, sondern einfach nur Trost zusprach, schien ihr gut zu tun. Beim Abschied bedankte sie sich und sagte: »Das war nett mit Ihnen, Sie können ruhig wiederkommen.«

Beim nächsten Mal schien sich Frau U. nicht mehr an den letzten Besuch zu erinnern. Aufgrund der vorherigen Erfahrungen bemühte ich mich erneut, sie nicht auf positive Dinge aufmerksam zu machen, da sie noch immer auf solche Impulse mit großer Empörung reagierte und sich noch mehr zurückzog. Ich erkundigte mich behutsam nach ihrer Lebensgeschichte. Teils etwas durcheinander und bruchstückhaft berichtete sie vor allem von ihrer Kindheit. Ich gab ihr hierfür viel Raum und Ruhe, fragte nach, hob Einzelnes hervor und drückte meine Anerkennung aus. Dadurch ermutigte ich sie weiterzuerzählen. Ihre Gesichtszüge schienen entspannter, und auch ihre Stimme wirkte freier als zuvor. In diesem Rahmen schien Frau U. auf die ressourcenorientierte Haltung positiv zu reagieren. Ich musste jedoch sehr sensibel beobachten, auf welche Impulse sie positiv reagierte. Sobald beispielsweise die Sprache auf ihre momentane Lage kam, betonte sie empört, dass es jetzt nichts Gutes mehr gebe.

Ihre standhafte Haltung, es gebe jetzt in ihrem Leben nichts Schönes mehr, und ihre dennoch vorhandenen positiven Gedanken an ihre Kindheit bestärkten mich in meiner Überlegung, ihr die Möglichkeit näherzubringen, sich imaginativ auf schöne Gedanken einzulassen oder sich in der Vorstellung an Orte zu begeben, an denen sie sich wohlfühlen könne. Beim nächsten Besuch erinnerte sich Frau U. an das letzte Gespräch, sie schien sich sehr zu freuen und wirkte offener. Ich fragte sie, ob es etwas gebe, beispielsweise einen Ort, an den sie gerne denke. Frau U. nannte nach kurzem Zögern ihre Heimatstadt. Auf meine Frage, ob sie ihre Heimatstadt etwas näher beschreiben möchte, reagierte sie erfreut und erzählte von den Geschäften, der Fußgängerzone und den Cafés. Diese Gedanken schienen sie aufzuheitern. Ihre nun positivere Stimmung griff ich auf, indem ich sie fragte, ob sie schon immer so lebensfroh gewesen sei. Es klinge, als sei sie sehr fröhlich und unternehmungslustig. Ihr Strahlen im Gesicht, wenn sie von dieser Zeit erzähle, sei sehr schön. Auf diese Aussage hin strahlte Frau U. erneut über das ganze Gesicht, ich hatte den Eindruck, als richte sie sich innerlich regelrecht auf. Für die nächsten Besuche erstellte ich in Orientierung an die Übung des »Inneren sicheren Ortes« eine Übung, die das Bild von ihrer Heimatstadt integrierte. Ich kündigte die Übung jedoch nicht als solche an, da ich die Befürchtung hatte, dass sie hierauf eher mit Rückzug reagieren würde.

I.: »Frau U., Sie haben beim letzten Mal so anschaulich von Ihrer Heimatstadt erzählt. Wenn Sie sich jetzt nochmals Ihren liebsten Ort in Ihrer Stadt vorstellen, … gibt es dort etwas, was Ihnen direkt ins Auge fällt? … Welche Farben nehmen Sie wahr? Ist das, was Sie dort sehen, angenehm für Ihre Augen? Oder möchten Sie gerne etwas verändern? … Wenn Sie sich jetzt auf Ihre Ohren konzentrieren, nehmen Sie Geräusche wahr? … Sind diese Geräusche angenehm? … Oder gibt es etwas, das Sie verändern möchten? …«

Anschließend sprachen wir über das, was sie gesehen und gehört hatte. Sie wirkte sehr gelöst und äußerte, dass es ihr gefallen habe. Diese imaginative Anleitung (Übung) führte ich mit Frau U. noch zehn Mal durch. Beeindruckend war, dass sich Frau U. immer mehr öffnete und freier und zufriedener wirkte. Von Mal zu Mal erzählte sie mehr aus ihrem Leben. Frau U. hatte offenbar wieder ein Gefühl für sich bekommen. Stärkend und unterstützend dienten zusätzlich die ressourcenorientierten Gespräche, in denen ich ihre über die Bilder deutlich gewordenen Fähigkeiten, Interessen, Vorlieben und positiven Charaktereigenschaften hervorhob. Beispielsweise erzählte sie im Anschluss an eine imaginative Übung, dass sie Bankkauffrau gewesen sei. Dies würdigte ich besonders und bewunderte ihr Händchen für Zahlen, ihre Intelligenz, aber auch ihren offensichtlichen Ehrgeiz und Fleiß. Ihre inneren Bilder von den Geschäften griff ich auf, indem ich sie fragte, ob sie auch schon früher eine so modebewusste und geschmackvoll gekleidete Frau gewesen sei. Sie sei immer sehr schön gekleidet, da hätte ich das schon vermutet. Ihre Erzählungen würden diesen Eindruck nun bestärken. Frau U. freute sich über diese Komplimente, und sie schien wieder ein positives Bild von sich zu bekommen.

Es machte mir Freude zu beobachten, wie Frau U. immer zufriedener wirkte und sich innerlich stärkte. Es war sehr wichtig, dass Frau U. von mir nicht gedrängt wurde, irgendetwas positiv zu sehen. Erst als ihr selbst auffiel, dass sie sich allein öfter als zuvor an ihre Zeit als Bankkauffrau und ihr Leben in der Stadt gerne erinnerte und dass diese Gedanken keine Traurigkeit hervorriefen, konnte sie die gemeinsame Arbeit schätzen lernen und erkennen, dass es sie positiv erfüllte, die Erinnerungen zu pflegen. Auch hier ging es darum, dass das Hilfreiche aus ihr selbst kam und ihr nicht von außen aufgedrängt wurde.

Erfahrungen wie diese machen uns Mut, auch dort, wo es schwieriger erscheint, ein Angebot zu machen, hilfreiche Imaginationen zu entwickeln. Durch geduldiges Erkunden der Lebensgeschichten fanden sich zahlreiche Ressourcen, die von den TeilnehmerInnen zunächst nicht als solche wahrgenommen und genutzt wurden. Wir hoffen, durch unsere Beispiele verdeutlichen zu können, wie lohnend es ist, auf Ressourcen neugierig zu sein und daran in der Arbeit anzuknüpfen.

An dieser Stelle möchten wir Sie einladen, sich eigene heilsame Bilder in Bezug aufs Altern und das Alter zu erlauben und dies auch mit Ihren PatientInnen oder KlientInnen zu tun, wenn Sie möchten.

4. Gerontologie – Die Wissenschaft vom Alter und Altern

Die Beispiele aus der Studie machen deutlich, dass es sich lohnt, die alten Menschen zu verstehen. Dabei hilft auch das große Gebiet der Gerontologie, auf welches wir im Folgenden genauer eingehen möchten.

Die Gerontologie ist die Alters- und Alternswissenschaft. Sie bezeichnet einen wissenschaftlichen Forschungsbereich, der sich mit den menschlichen Verhaltensweisen, Erfahrungen und Erlebnissen der Lebensphase Alter, aber auch mit den gesellschaftlichen und politischen Rahmenbedingungen und Altersbildern auseinandersetzt (Karl 2003; Erlemeyer 2002). Baltes und Baltes definieren die Gerontologie als »Beschreibung, Erklärung und Modifikation von körperlichen, psychischen, sozialen, historischen und kulturellen Aspekten des Alterns und des Alters, einschließlich der Analyse von alternsrelevanten und alternskonstituierenden Umwelten und sozialen Institutionen« (1992b, S.8).

Die Gerontologie zeichnet sich durch unterschiedliche, interdisziplinäre Ansätze aus, wie z.B. die Alterssoziologie eher gesellschaftliche Aspekte des Alterns und des Lebens im Alter in den Fokus rückt. Die Psychologie des Alterns hingegen setzt sich mit den individuellen, menschlichen Verhaltensweisen und Entwicklungspotenzialen im Alter auseinander (Lehr 2007). Auch die Geragogik, als Lehre von der Altersbildung, beschäftigt sich mit den Entwicklungspotenzialen und Lernprozessen in der Lebensphase Alter oder in der Arbeit mit Älteren (Bubolz-Lutz, Gösken, Kricheldorff & Schramek 2010). Darüber hinaus sind weitere Disziplinen, wie die Arbeits- und Sozialmedizin, Sozialpolitik, Wirtschafts- und Rechtwissenschaften u.v.m., an der Auseinandersetzung mit gerontologisch relevanten Themenbereichen beteiligt (Karl 2003; Naegele, Schütz 1999). Für die hier folgenden Ausführungen zur Imaginationsarbeit sind aus unserer Sicht insbesondere die Soziale Gerontologie, die Gerontopsychologie sowie die Geragogik in ihren Anwendungsbezügen von besonderer Relevanz.

So ermöglicht es uns die sozial-gerontologische Perspektive, den älteren Menschen unter Berücksichtigung der gesellschaftlichen Strukturen zu betrachten, in welche Alterungsprozesse eingebettet sind. Dabei prägen historische Ereignisse und gesellschaftliche Rahmenbedingungen die gerontologische Theoriebildung und bestimmen die Alltagsrealitäten älterer Menschen in unserer Gesellschaft (Kruse, Wahl 2010; Lehr 2007; Karl 2003).

Der Forschungsbereich *Psychologie des Alterns* beschreibt und erklärt individuelle Veränderungen von Strukturen und Prozessen über die gesamte Lebensspanne, die menschliches Erleben und Verhalten und dessen interindividuelle Unterschiede bis ins hohe Alter bedingen. Altern bedeutet Sichverändern: bezüglich des Verhaltens, der Fähigkeiten und der Persönlichkeit. Hierbei wird Altern heute jedoch nicht mehr als reiner Abbau betrachtet. Vielmehr werden die individuellen Bewältigungsmechanismen gemäß der aktuell vorhandenen und über das Leben hinweg erworbenen Ressourcen hervorgehoben. Dabei finden sowohl psychische Verarbeitung und Bewältigung des Alters bzw. der mit dem Älterwerden verbundenen Defizite, Einschränkungen und Verluste Berücksichtigung als auch die soziale, emotionale und kognitive Entwicklung im höheren Erwachsenenalter sowie die Wechselwirkungen mit gesellschaftlichen sozialen und räumlichen Rahmenbedingungen (Martin, Kliegel 2008; Erlemeyer 2002; Lehr 2007; Bubolz 1983).

Die Geragogik, orientiert am Gedankengut der emanzipatorischen Pädagogik, der Entwicklungspsychologie der Lebensspanne und einem konstruktivistischen Verständnis von Lernen, wirkt über die Gestaltung von Lernprozessen im Alter auf die Entwicklung und Förderung von individuellen Ressourcen und Potenzialen zur Gestaltung des Lebens im Alter. Zudem betont sie die Bedeutung der Intersubjektivität für die Entwicklung im Alter sowie der gesellschaftlichen Teilhabe. »Auch unter den oftmals erschwerten Bedingungen im Alter gilt es, Ältere nicht zu ›Objekten‹ der Zuwendung zu machen, sondern sich mit ihnen in einen intersubjektiven Austausch einzulassen.« (Bubolz-Lutz 2008, S. 374) Die Partizipationsförderung stellt demnach neben der individuellen Förderung ein wichtiges Ziel der Geragogik dar (Bubolz-Lutz et al. 2010; Bubolz 1983).

Zwischen der Geragogik und der humanistischen Psychologie bestehen enge Verknüpfungen, und so finden sich deutliche Übereinstimmungen wie etwa in Bezug auf die Prinzipien der Ganzheit, des

Kontextes, der Selbstregulation, des Wachstums und der Sinnhaftigkeit (Bubolz-Lutz 2008; Bubolz-Lutz 2010). In der Psychodynamisch Imaginativen Traumatherapie gehen wir ebenfalls von einer Ressourcenorientierung aus und bemühen uns im intersubjektiven Austausch um eine an der Würde der PatientInnen orientierten Vorgehensweise.

Wichtig ist, die Frage zu klären, was mit Alter und Altern überhaupt gemeint ist. Alter ist ein soziales Konstrukt und bezeichnet eine Lebensphase (Kruse, Wahl 2010; Amrhein, Backes 2008; Backes, Clemens 2013). Die Lebensphase Alter gestaltet sich heterogen, vielseitig, höchst unterschiedlich. Altern in Abgrenzung zum Alter »ist ein lebenslanger Prozess, der mit der Geburt beginnt und mit dem Tod endet« (Kruse, Wahl 2010, S. 7). Dieser Prozess gestaltet sich mehrdimensional und multidirektional und wird längst nicht mehr nur rein defizitär begriffen, als von Verlust und Kompensation, sondern auch von Kompetenzen und Ressourcen geprägt (Kruse, Schmitt, Re, Gusset-Bährer 2002; Bubolz-Lutz et al. 2010; Baltes, Baltes 1992a; Backes, Clemens 2013). »Diese Multidimensionalität und Multidirektionalität kommt in der Unterscheidung zwischen physiologischem (bzw. biologischem), psychologischem und sozialem Altern zum Ausdruck.« (Kruse et al. 2002, S. 164) Dabei gilt es in der Arbeit mit Älteren neben den interindividuellen Unterschieden auch die intraindividuellen Differenzierungen des Alterns zu beachten. So kann das eigene Alter beispielsweise bezogen auf den Gesundheitszustand bei starken körperlichen Beeinträchtigungen als höher wahrgenommen werden, wobei die Haltungen und Einstellungen derselben Person eher einem jüngeren Selbstbild entsprechen (Kruse, Wahl 2010).

4.1 Alter als Lebensphase

Betrachten wir die Lebensphase Alter, dann zeigt sich schon bei der Frage nach dem Beginn dieser Lebensphase ein erstes grundlegendes Problem. Alterungsprozesse verlaufen höchst individuell. Woran lässt sich also ermitteln, wann jemand die Lebensphase Alter erreicht hat?

Gängige Alters-Differenzierungen orientieren sich in der Regel an der Zahl der Lebensjahre. Dabei wird der Beginn der Lebensphase Alter häufig mit dem Eintritt in das Rentenalter und dem Ende der Erwerbstätigkeit verknüpft (Backes, Clemens 2013). Bei zunehmender

Lebenserwartung durch medizin-technologischen Fortschritt bedeutet dies, dass die Lebensphase Alter sich ausweitet. Sie umfasst inzwischen nicht selten drei bis vier Jahrzehnte, die nicht gleichförmig verlaufen. Vielmehr gestaltet sich diese Lebensphase aufgrund der individuellen wie gesellschaftlichen Voraussetzungen sehr vielfältig. Unterschiedliche Lebenslagen beeinflussen die Lebensphase Alter und unsere Handlungsspielräume. Das Leben im Alter hängt maßgeblich von den Gestaltungsmöglichkeiten der gesundheitlichen, familiären und materiellen Situation, aber auch vom individuellen Bildungsstand und den Wohnverhältnissen ab (Naegele 1998; Backes, Clemens 2000, 2013).

Im Bestreben, der Vielseitigkeit des Alters gerecht zu werden, wird die Lebensphase Alter in der Regel in weitere Lebensphasen unterteilt. So wird in der Literatur Bezug genommen auf die »jungen Alten« (60–70 Jahre), die »mittel Alten« (70–85 Jahre) und »Hochaltrige« (85+) (vgl. zur historischen Entwicklung der Differenzierung der Lebensphase Alter auch die ausführlichen Darstellungen von Backes, Clemens 2000). Diese Lebensphasen des Alters unterscheiden sich hinsichtlich ihrer Ausgestaltung, den individuellen Ressourcen, aber auch in Bezug auf ihre Rolle innerhalb der Gesellschaft. Dabei hat diese Einteilung häufig wenig mit der Lebensrealität und dem Selbstbild des Einzelnen zu tun. »Junge Alte« beispielsweise verstehen sich meist selbst nicht als Alte, sondern als ältere Erwachsene. Alt sind in der Regel die anderen, und zwar mindestens so lange, bis ein Verlust an Autonomie wahrgenommen wird (Aner 2012).

Eine weitere, verbreitete Alterseinteilung orientiert sich an der sozialen Zuordnung. So finden wir in der Literatur häufig die Begriffe des »dritten« und »vierten Lebensalters« (Laslett 1995). Dabei ist das dritte Lebensalter mit der Idee des »aktiven« Ruhestandes verknüpft, wohingegen das vierte und vor allen Dingen das fünfte Lebensalter in der allgemeinen Wahrnehmung stark von Passivität, Unterstützungsbedarfen und Pflegebedürftigkeit geprägt ist (Lasslett 1995; Backes, Clemens 2013; Bubolz-Lutz et al. 2010; Kruse, Wahl 2010; Amrhein 2013).

Gemeinsam ist diesen Ansätzen der Gedanke, das Alter beginne mit dem Renteneintritt oder eigentlich dem Austritt aus dem Erwerbsleben. Der Renteneintritt wird dabei also als institutionalisierter Altersübergang betrachtet. Bäcker et al. (2010) verweisen im Kontext der Arbeitsmarktentwicklung darauf, dass dieser Zeitpunkt des Altersübergangs für einige Personengruppen in den letzten Jahren oder auch

Jahrzehnten deutlich früher eintritt, als dies das gesetzliche Renteneintrittsalter vorsieht. Dies bleibt jedoch häufig nicht ohne Folgen für das Selbstbild.

Die Arbeit wird in unserer Gesellschaft nach wie vor als sinnstiftendes, stabilisierendes Element begriffen, um das sich der Lebenslauf herum entwickelt. So ist die Phase der Jugend von der Schul- und Ausbildung, das mittlere Erwachsenenalter von der Berufstätigkeit und der Familienarbeit geprägt. Fällt die Arbeit als identitätsstabilisierendes Element mit dem Renteneintritt weg, wird der eigene Alterungsprozess, der Eintritt in eine neue, eher mit Passivität assoziierte Lebensphase plötzlich bewusst. Mit dem Austritt aus der Erwerbsarbeit stellt sich die Aufgabe, einen »neuen« Lebensinhalt für die zweite der beiden größten Lebensphasen zu definieren. Wird die Arbeit im Erwachsenenalter eher als Belastung erlebt, kann der Übergang jedoch positiv wirken und die Gestaltung der neuen Lebensphase auch im Rahmen der (therapeutischen) Arbeit zur Stärkung und Stabilisierung genutzt werden (Clemens 2012; Bubolz-Lutz et al. 2010). Die Gestaltung des Altersüberganges kann also als eine der zentralen Entwicklungsaufgaben Älterer in westlichen Gesellschaften verstanden werden.

Charakteristisch für die nachberufliche Phase ist der Stellenwert, den die Freizeitgestaltung erhält. Freizeit wird dabei in Abgrenzung zur Arbeitswelt begriffen (Kolland, Meyer, Schweizer 2012). Mit der aktiven Gestaltung der Freizeit im Alter, den damit verbundenen Wahlmöglichkeiten und ihrer Bedeutung für die Selbstwahrnehmung im Spannungsfeld der Auseinandersetzung mit der Hochaltrigkeit werden wir uns an späterer Stelle in diesem Buch erneut befassen.

Aktuell beobachten wir neben der Altersausdifferenzierung der Lebensphase Alter eine deutliche Feminisierung des Alters. Frauen haben zum einen eine höhere Lebenserwartung als Männer, zum anderen zeichnen sich hier noch die Folgen des Zweiten Weltkrieges ab. Das (hohe) Alter ist also überwiegend weiblich (Backes 2003; Lehr 2007). Zugleich wird deutlich, dass gerade Ältere häufig durch die Veränderungen der familiären und sozialen Strukturen zunehmend allein leben. So geht bis zum Jahr 2030 die Bevölkerung in Deutschland weiter zurück, gleichzeitig steigt aber die Zahl der Haushalte. Gerade junge und ältere Menschen leben dabei überwiegend in Ein- bis Zwei-Personen-Haushalten (destatis 2012). Dabei muss das Alleinleben nicht zwangsläufig als negativ erlebt werden und in Isolation oder Einsamkeit münden. Gute soziale Netzwerke Alleinlebender übernehmen wichtige Funktionen und sind gerade im Alter emotional bedeutsam (Baas, Schmitt & Wahl 2008). Die Zunahme der Ein- bis Zweipersonen-Haushalte auch und vor allem unter den Älteren verweist aber auf einen Aspekt, der für die (therapeutische) Arbeit mit Älteren von großer Bedeutung ist. Im Haushalt lebende Personen stehen als wichtige Unterstützungsressource gerade im hohen Alter zunehmend seltener zur Verfügung. Bei der therapeutischen Arbeit mit älteren Menschen ist es daher wichtig zu klären, welche sozialen Ressourcen die PatientInnen und KlientInnen haben, ob es andere soziale Unterstützungsnetzwerke gibt, die für die Stabilisierung hilfreich sein können. Und ob das Alleinleben von dem Patienten, der Patientin überhaupt als Belastung empfunden wird oder vielleicht positiv belegt ist.

Auch zeigt sich eine zunehmende kulturelle Differenzierung des Alters. Menschen mit Migrationshintergrund leben zunehmend auch im Alter in Deutschland und kehren nicht, wie ursprünglich angenommen, wieder in ihr Herkunftsland zurück. Inzwischen haben sie eine zweite Heimat gefunden, ihre Kinder und Enkel leben hier. Gerade für die mobilen Älteren mit Migrationshintergrund, die über entsprechende Mittel verfügen, wird das Pendeln zwischen den Welten, der »alten« und »neuen« Heimat, zur wichtigen identitätsstiftenden Lebensrealität. Die Entscheidung, wo sie ihr Alter verbringen möchten, wird dabei immer wieder neu getroffen (Schroeder, Schweppe 2010).

Bei Unterstützungsbedarf, der mit steigendem Alter zunimmt, benötigen ältere Menschen mit Migrationshintergrund entsprechende kultursensible Angebote. Hierzu wird in der Fachwelt bereits in der offenen Altenarbeit, aber auch in der Pflege auf unterschiedliche Art gearbeitet wie z. B. über das Forum »Kultursensible Altenhilfe« (www.kultursensible-altenhilfe.de). Im weiteren Verlauf wird noch veranschaulicht, wie in der Migration insbesondere für Kriegsflüchtlinge und Vertriebene entstandene Traumata im Alter erneut zum Tragen kommen. Gleichzeitig bieten die Erfahrungen aus der Migration und die in der Vergangenheit entwickelten, selbstwirksamen Strategien aber auch einen Pool von Ressourcen, den es in der Arbeit mit älteren Menschen mit Migrationshintergrund zu entdecken gilt. Bezüglich der bereits angeführten Differenzierung der Begriffe »Altern« und »Alter« liegt aus unserer Sicht der Fokus auf den Prozessen und den damit verbundenen physischen und psychischen Veränderungen, die in der Lebensphase des Alters stattfinden. Der Prozess des Alterns erstreckt sich über das gesamte Leben (Kurse, Wahl 2010), jedoch sind im Lebensabschnitt Alter spezifische Veränderungen, Herausforderungen und Stärken hervorzuheben.

4.2 Theorien des erfolgreichen Alterns

Insbesondere defizitorientierte Modelle des Alterns basieren überwiegend auf biologischen Theorien, die postulieren, dass mit dem Alter unumgängliche und zeitlich bedingte Abbauprozesse einhergehen. Auch wenn sich biologische Alterungsprozesse nicht leugnen lassen, vielmehr wesentlich das Altern und auch das hohe Alter bestimmen, ist eine differenzierte Betrachtung von Alternsprozessen in Abgrenzung zum rein defizitären notwendig. Betrachten wir bspw. kognitive Abbauprozesse, so zeigt sich, dass diese insbesondere die Fähigkeiten, die auch unter der fluiden Intelligenz zusammengefasst werden, betreffen. So fällt mit zunehmendem Alter die Aufnahme und Verarbeitung von neuen Informationen schwerer. Dies bedeutet aber nicht, dass Lernen im Alter nicht mehr möglich sei. Im Gegenteil, denn die kristalline Intelligenz kann bis ins hohe Alter zunehmen. Ihr zugeordnet werden können das Erfahrungswissen, die Fähigkeiten, Informationen in ihrer Bedeutsamkeit besser einzuordnen und zu filtern, die insbesondere mit dem Alter zunehmen. Positiv auf Lernprozesse im Alter wirken vor allen Dingen der Bildungsstand sowie die Trainings- und Lernerfahrung über den gesamten Lebensverlauf (Martin, Kliegel 2008; Kruse et al. 2002; Lehr 2007; Bubolz-Lutz et al. 2010). Auch die mit dem hohen Alter verknüpfte Zunahme von gesundheitlichen Veränderungen und Einschränkungen (Multimorbidität) gestaltet sich sehr unterschiedlich. Hier einen generellen Verlust an gesundheitlichen Ressourcen anzunehmen, wird der Mehrheit der älteren Bevölkerung in ihrer Differenziertheit nicht gerecht. Vielmehr wirken die Dimensionen der Lebenslage über den gesamten Lebensverlauf und manifestieren sich auch im Alter.

Den Verlusten und Einschränkungen, mit denen Alterungsprozesse verknüpft sind, stehen wertvolle Ressourcen und Veränderungsmöglichkeiten gegenüber, auf die wir mit zunehmendem Alter zurückgreifen können. Doch um welche Ressourcen handelt es sich hier? Wie erlangen wir die Kompetenz zu altern und wie erhalten wir Zugang zu unseren Ressourcen? Die Fallbeispiele legen die Frage nahe: Wie gelingt eigentlich »gutes« oder »erfolgreiches« Altern? Eine Frage, die auch die Alternsforschung seit jeher beschäftigt.

Die Diskussionen um das »gute« oder »gelingende Altern« gehen weit bis in die Antike zurück (Kruse, Wahl 2010). Erfolgreiches Altern wird im gerontologischen Diskurs, insbesondere seit den 1960er-Jahren, vor allem mit einer Verbesserung oder einem Erhalt von Fähigkeiten und Wohlbefinden eng verknüpft. Dabei gilt es, die individuellen Bedürfnisse mit der veränderten Lebenssituation im Alter in Einklang zu bringen und diese, im besten oder erfolgreichen Fall, anzupassen. Diese enorme Anpassungs- und Entwicklungsfähigkeit von Menschen in allen Altersbereichen steht hier im Vordergrund und dient dem Erhalt oder der Steigerung des Wohlbefindens trotz altersbedingter Belastungen (Lehr 2007; Bubolz-Lutz et al. 2010; Backes, Clemens 2013).

Im Folgenden sollen nun einige ausgewählte Ansätze des erfolgreichen Alterns kurz skizziert und kritisch mit Blick auf die Anwendung therapeutischer Verfahren betrachtet werden. Die Auswahl orientiert sich dabei an Ansätzen, die bis heute auf Konzepte des Alterns und in gerontologische wie geragogische Praxis wirken. Diese Ansätze und ihre namhaften Vertreterinnen und Vertreter haben letztendlich das aktuelle gesellschaftliche Bild vom Altern und die Alternsforschung nachhaltig geprägt. Dabei war ihr ursprüngliches Ziel, das sei an dieser Stelle ausdrücklich betont, einem defizitären Verständnis des Alters entgegenzuwirken und das Alter aus dem Kontext von Passivität und Rückschritt zu lösen.

4.2.1 Aktives Altern – Die Aktivitätstheorie

Grundannahme der Aktivitätstheorie, die auf Havinghurst in die 1960er-Jahre zurückgeht, ist, dass der Grad der individuellen, selbstbestimmten Aktivität die Lebenszufriedenheit im Alter beeinflusst. Je aktiver man ist, je höher insbesondere die soziale Aktivität, also der Austausch mit FreundInnen und Familie ist, desto positiver wird das eigene Selbstbild geprägt und damit letztendlich die Lebenszufriedenheit gestärkt. Dabei ist für das Individuum die freie Wahl der Aktivitäten in Abgrenzung zu an Altersgrenzen gebundene gesellschaftliche Regularien von entscheidender Bedeutung. Welche Form von Aktivität, auch in Abgrenzung zur Produktivität des Erwerbslebens, ausgeübt wird, ist frei vom älteren Individuum zu entscheiden.

An aktivitätsorientierten Ansätzen wird immer wieder kritisiert, dass der Aktivitätsgrad im Alter an den vorherigen Lebensphasen, insbesondere am mittleren Erwachsenenalter, ausgerichtet ist (Lehr 2007). Die mit dem höheren Alter verbundenen Veränderungen, bezogen auf gesundheitliche Aspekte oder auch im sozialen Umfeld, wie beispielsweise durch den Verlust von PartnerIn oder die räumliche Trennung von Familienangehörigen, gilt es zu kompensieren, um die individuelle Lebensqualität zu erhalten. Lebensbewältigung und Gestaltung gelingt durch aktives Handeln (Ruprecht 2008; Ehrler 2000).

Auch ist die postulierte Allgemeingültigkeit, jeder strebe nach Aktivität, kritisch zu bewerten. So wäre ein erfolgreiches Altern verknüpft mit dem Erhalt der Leistungsfähigkeit bei körperlichen Einschränkungen und Schmerzen für einen Teil älterer Menschen nicht oder nur schwer möglich (Kruse, Wahl 2010; Kolland, Meyer Schweizer 2012; Lehr 2007). *Aktivität als notwendige Voraussetzung, ja als Zwang oder Verpflichtung, um überhaupt ein erfülltes oder gar erfolgreiches Altern (er-)leben zu können, ist letztendlich Ausdruck eines Werturteils, einer Belegung des Alters, die es kritisch zu hinterfragen gilt (Kolland, Meyer Schweizer 2012).*

Die gesellschaftlichen Aktivitätserwartungen, mit denen Ältere auch im Kontakt mit therapeutischen oder pflegerischen Berufsgruppen konfrontiert werden, mögen im Einzelfall hilfreich sein. Übersteigerte oder unrealistische Aktivitätserwartungen können aber die Trauer über möglicherweise eintretende Veränderungsprozesse im Alter und damit assoziierte Autonomie- und erlebte Aktivitätsverluste noch verstärken. Mithilfe der imaginativen Übungen und den begleitenden ressourcenorientierten Gesprächen soll versucht werden, hier das Altern als prozesshaft zu begreifen und neue Formen selbstbestimmter Aktivität entsprechend der individuellen Lebenssituation zu entwickeln. Auch die Bewertung von Aktivität im individuellen Lebensbezug kann im Rahmen imaginativer Verfahren aufgegriffen werden.

4.2.2 Rückzug im Alter – Die Disengagement-Theorie

Als Gegenentwurf zur Aktivitätstheorie steht die soziologisch ausgerichtete Disengagement-Theorie, die in ihren Ursprüngen auf Cumming, ebenfalls in die 1960er, zurückgeht und eine universelle Sichtweise des Rückzugs im Alter betont. Bei diesem Rückzug handelt es sich um einen biologisch bedingten und natürlichen Alterungsprozess. Dieser Rückzug kann durch die Person selbst oder durch äußere Umstände bedingt sein und führt dazu, dass im Vergleich zu jüngeren Menschen Ältere wenige und intensivere Beziehungen pflegen, um einen möglichst hohen emotionalen Gewinn zu erzielen. Das Verlangen nach emotionalem Wohlbefinden im Alter steige und Beziehungen werden je nach dem Maß an emotionalem Profit ausgewählt (Jopp, Rott und Wozniak 2010; Zank et al. 1997).

Die Annahme, der Verlust und die Lösung sozialer Beziehungen würden im Alter als erleichternd empfunden, wurde und wird vielfach kritisiert (Lehr 2007). Dass die Qualität der verbliebenen, wenigen Beziehungen sich intensiviert und so eine qualitative Umstrukturierung der (Rollen-)Aktivität zu mehr Lebensqualität führe, ist ebenfalls kritisch zu betrachten. Denn auch wenn der Rückzug selbstbestimmt erfolgt und nicht mit Vereinsamung, sondern mit mehr Lebenszufriedenheit einhergeht, verbirgt sich in den Ansätzen, die der Disengagement-Theorie folgen, auch eine defizitäre Haltung dem Alter gegenüber (Rupprecht 2008; Lehr 2007). Olbrich und Lehr weisen sehr früh und eindeutig darauf hin, dass sich je nach den individuellen Umständen und Bedürfnissen alter Menschen die Möglichkeiten, am gesellschaftlichen Leben teilzunehmen, aber auch der soziale Rückzug positiv auf die Zufriedenheit auswirken können. Dies ist insbesondere für eher kurze Zeit bei besonders belastenden Lebenssituationen zu beobachten und kann dann als hilfreich wahrgenommen werden. Ist die Belastungssituation aber überwunden, wird der Grad an Aktivität auch im Alter in der Regel wieder erhöht. Von einer generellen, altersbedingten Rückzugstendenz kann also nicht ausgegangen werden (Olbrich, Lehr 1976; Lehr 2007).

Für die therapeutische Arbeit mit älteren Menschen kann der Ansatz der Disengagement-Theorie insofern hilfreich sein, als dass Rückzug nicht grundsätzlich als defizitär zu betrachten ist, sondern eben als stabilisierende Maßnahme im Sinne der Ressourcenorientierung zu begreifen, auf die in besonders belastenden Situationen wenigstens zeitweise zurückgegriffen werden kann.

4.2.3 Selektive Optimierung durch Kompensation – Das SOK-Modell

Das Modell der Selektiven Optimierung durch Kompensation (SOK-Modell) nach Baltes und Baltes bietet einen Erklärungsansatz, wie Einschränkungen im Alter durch Selektions- und Anpassungsprozesse ausgeglichen werden können (Baltes & Baltes 1992a). Selektion impliziert die Veränderung eigener Ziele und Verhaltensbereiche, orientiert an den vorhandenen Ressourcen. Mit Optimierung ist die Verstärkung und Förderung der vorhandenen Fähigkeiten gemeint, um eben jene (selektierten) Ziele zu erreichen und entsprechende Aufgaben erfolgreich zu bewältigen. Kompensation bezieht sich dagegen auf die Erschließung neuer Ressourcen, um die erlebten Verluste ausgleichen zu können. Stößt das Individuum an die eigenen Grenzen, werden diese durch Kompensation überwunden beispielsweise durch Verlangsamung von Bewegungen oder Handlungen oder den Einbezug von Unterstützungspersonen (Baltes, Baltes 1992a; Baltes, Lang, Wilms 1998; Lang, Rupprecht 2012).

Folgt man dem SOK-Modell, so erhöht die Zunahme altersbedingter Verlusterlebnisse den Bedarf nach Interventionen. Interventionen zur Optimierung setzen meist an äußeren Bedingungen bspw. durch die Bereitstellung von Hilfsmitteln oder Übungen an.

Eine allzu starke Fokussierung auf Verlust und Kompensation kann in der Arbeit mit Älteren allerdings den Blick für wesentliche Ressourcen und Kompetenzen verdecken, die unabhängig von Kompensationsprozessen im Alter bereits über den gesamten Lebensverlauf hinweg erlangt wurden. Insbesondere das Wohlbefinden und die Auseinandersetzung mit dem Altern bieten hier wichtige Ansatzpunkte im Sinne einer Identitätsentwicklung (Lehr 2007).

4.2.4 Alter und Produktivität

Nachdem das angenommene negative Altersbild durch die kritische Auseinandersetzung und Etablierung der Aktivitätsorientierung überwunden werden konnte, wurde in den letzten Jahren in Bezug auf das Alter immer stärker auch die Frage der Produktivität gestellt.

Produktives Altern wird dabei festgemacht an dem Nutzen der

Leistungen Älterer für die Gesellschaft, aber auch für sich selbst. Dabei werden solche Leistungen als produktiv bewertet, die sozial als nützlich erachtet werden oder auch dem Erhalt der eigenen Selbstständigkeit im Alter dienen (Tews 1996; Lehr 2007). Diesen Paradigmenwechsel hin zur Produktivitätsorientierung wird im 5. Altenbericht der Bundesregierung deutlich betont (BMFSFJ 2006). Dabei erfolgt eine Fokussierung auf aktuell vorliegende Potenziale Älterer und Maßnahmen, sie zu erhalten oder auszubauen.

Betrachtet man die im 5. Altenbericht benannten Potenziale Älterer, so wird deutlich, dass diese vor allem jene unter den Älteren betreffen, die über ausreichende gesundheitliche wie materielle Ressourcen und Handlungsspielräume verfügen. Einen zentralen Aspekt der Potenzialdiskussion stellt die Anhebung des Rentenalters und damit verbundene Verlängerung der Erwerbstätigkeit dar. Diese stellt insbesondere für die hoch qualifizierten, besser verdienenden älteren ArbeitnehmerInnen eine Möglichkeit dar, ihre Potenziale entsprechend dem Arbeitsmarkt zur Verfügung zu stellen. Für jene eher Geringqualifizierten führt dies aber bei gleichzeitig schlechteren Zugangs- und Verweilbedingungen auf dem Arbeitsmarkt durch beispielsweise hohe Arbeitsbelastungen zu eingeschränkten finanziellen Mitteln und Handlungsspielräumen im höheren Alter.

Weitere Potenziale Älterer werden aufgrund der hohen Einkommens- und Vermögenssituation für die Seniorenwirtschaft gesehen. Hierzu zählen innerfamiliäre Entlastungsstrukturen durch Unterstützungsleistungen monetärer Art, aber auch durch Betreuungszeiten für Enkelkinder und Pflegeleistungen für pflegebedürftige Angehörige. Auch die Übernahme bürgerschaftlichen Engagements und die damit verknüpfte Übernahme sozialer Verantwortung wird der Altersproduktivität zugerechnet (Bäcker et al. 2010; BMFSFJ 2006).

Vielfach kritisiert wird die einseitige Darstellung der Potenziale des Alters mit eher marktwirtschaftlicher Produktivitätsorientierung. Die damit einhergehende Individualisierung von Schicksalen und Phänomenen zunehmender sozialer Ungleichheit auch unter den Älteren gilt es daher insbesondere für die kritische Gerontologie zukünftig stärker in den Blick zu nehmen (Kolland 2012; Köster 2012; Aner 2012). Dabei bietet gerade die Arbeit mit älteren und hochaltrigen Menschen die Möglichkeit, Produktivität unter dem Aspekt der selbstwirksamen Erhaltung der Lebenszufriedenheit neu zu definieren. Hierzu nimmt auch der 6. Altenbericht der Bundesregierung Stellung und fordert, »die Begriffe von Aktivität und Produktivität im Hinblick auf das vierte Lebensalter neu zu konnotieren – darin liegt die besondere Aufgabe der Zivilgesellschaft« (BMFSFJ 2010, S. 125).

4.2.5 Active Ageing

Einen Ansatz hierzu bietet das Konzept des Active Ageing als gesellschaftliche Strategie, erfolgreiches Altern auf alle Altersphasen durch die Schaffung gesellschaftlicher Ermöglichungsstrukturen auszuweiten (Walker 2010). Aufgrund des Altersstrukturwandels und der damit verbundenen zunehmenden Zahl der Älteren, aber auch der Hochaltrigen unter ihnen, ist in den letzten Jahren eine deutlichere Fokussierung der politischen Auseinandersetzung mit dem Thema Alter und Altern vor dem Hintergrund der Stabilität von sozialen Sicherungssystemen in europäischen Wohlfahrtsstaaten zu beobachten. Der Wohlfahrtsstaat hat zum einen zur sozialen Absicherung von Risiken im Alter, gleichzeitig aber über Verfestigung des Renteneintrittsalters als Altersübergangsgrenze zu passivem Bild der abhängigen Älteren in der Gesellschaft beigetragen (Walker 2010). Das Konzept des Active Ageing als Gegenentwurf zu diesem Altersbild und als politische Strategie bieten den Rahmen, um Partizipation zu ermöglichen und das Wohlbefinden Älterer zu stärken. Dabei basiert eine solche Strategie nicht nur auf dem Aktivitätsbestreben des Individuums, sondern der organisationalen wie auch der gesellschaftlichen Ebene. Active Ageing wird als Ermöglichungsstrategie begriffen mit dem Ziel, für alle Altersgruppen, auch jene mit erhöhter Vulnerabilität und Unterstützungsbedarfen, den Erhalt und die Stärkung des Wohlbefindens sicherzustellen. Produktivität im Sinne einer gesellschaftlich verwertbaren Leistung stehen dabei nicht im Vordergrund, sondern vielmehr jene Aktivitäten, die zum Wohlbefinden des/der Einzelnen beitragen, im präventiven Sinne und im intergenerationalen Austausch (Walker 2010).

Den Begriff des »erfolgreichen Alterns« gilt es in der Folge kritisch zu betrachten. Die Abwendung von defizitorientierten Vorstellungen und der Tabuisierung des Alterns hin zu differenzierteren Modellen wie der Aktivitätstheorie ist insgesamt positiv zu bewerten. Bei der Diskussion um Potenziale und Ressourcen im Alter gilt es aber, eben das handelnde Individuum in der Auseinandersetzung mit Verlusten unter

Aufwendung aller zur Verfügung stehenden Kompetenzen ganzheitlich im jeweiligen gesellschaftlichen Kontext und unter Berücksichtigung der sozialen Beziehungen zu betrachten (Lehr 2007; Aner 2012; Martin, Kliegel 2008; Kolland, Meyer Schweizer 2012).

Bezüglich der Begleitung und Arbeit mit älteren Menschen wird hier nochmals deutlich, wie wichtig es ist, den Blick auf den Nutzen der vorhandenen Ressourcen zu richten, diese zu stärken und besonders wertzuschätzen. Aus den skizzierten unterschiedlichen Sichtweisen auf das Alter wird als gemeinsame Konstante aller Theorien die Ambivalenz im Umgang mit dem Lebensabschnitt Alter deutlich – sowohl im Rahmen der persönlichen und subjektiven als auch der rein theoretischen und fachlichen Perspektive. Bezogen auf die Begleitung älterer Menschen besteht der Konflikt darin, dass die Lebensphase Alter in ihrer Ausdifferenzierung zum einen mit physischen, psychischen und sozialen Belastungen einhergeht, auf der anderen Seite aber Zufriedenheit und Wohlbefinden bis ins hohe Alter erlebt werden. Beide Aspekte gilt es miteinander zu verknüpfen. Insbesondere für ältere Menschen mit Unterstützungsbedarf haben sich hier ressourcenorientierte Interventionen bewährt (Kruse et al. 2002).

5. Imaginationsarbeit mit alten Menschen – Die Studie

Nach den theoretischen Überlegungen zum Alter und Altern sowie den bereits zuvor dargestellten Überlegungen zur imaginativen Arbeit und zur Ressourcenorientierung soll nun in Auszügen die Studie von Lena-Sophie Kindermann zur imaginativen Arbeit mit alten Menschen vorgestellt werden.

Die Studie wurde als Abschlussarbeit eines Master-Studiengangs an der Universität Klagenfurt durchgeführt. L.-S. Kindermann wurde dabei von Luise Reddemann beraten und begleitet. Mithilfe der Untersuchung konnte gezeigt werden, dass imaginative Übungen mit begleitenden Gesprächen eine Intervention in der Praxis darstellen, welche Menschen individuell in ihrem Prozess des Alterns und den damit verbundenen Leiden unterstützt.

5.1 Erkenntnisinteresse der Studie

Prämissen

Für die Studie wurden imaginative Übungen gewählt, die genutzt werden können, um innere Stabilität zu entdecken und zu stärken (Reddemann 2010, S. 23).

Diese Übungen empfehle ich (L. R.) insbesondere für die Therapie mit traumatisierten Menschen. Da den Erkenntnissen der Alternsforschung zufolge 36,3 Prozent der alten Menschen unter nicht verarbeiteten traumatischen Erlebnissen leiden, sind sie zudem mit altersbedingten körperlichen und psychischen Veränderungen und Belastungen konfrontiert (Forstmeier, Maercker 2008). Ebenso benötigen sie ggf. Hilfe dabei, mit multiplen Verlusten umgehen zu lernen. Ausgehend von dieser Problematik eigneten sich nach unserer Auffassung solche imaginativen Übungen besonders gut, die trotz der vielfältigen Veränderungen einen Zugang zu konstanten inneren Ressourcen ermöglichen und darüber die Identität stärken. Wir arbeiten mit der Prämisse, dass als Ressourcen bereits vorhandene innere Bilder, die während der Übung hervorgerufen werden, besonders dienlich sein können. Ebenso ist anzunehmen, dass bereits das bewusste Wahrnehmen der Fähigkeit, sich etwas intensiv vorzustellen und dadurch eigenständig das Befinden beeinflussen zu können, als Ressource empfunden wird. Wir gingen davon aus, dass die Übungen, die ich (L. R.) im Rahmen der Traumatherapie als Stärkung und Aufbau von Ich-Funktionen verwende, auch bei alten und pflegebedürftigen Menschen eingesetzt werden können.

Ein weiterer Grund, weshalb diese Übungen für die Fallstudien gewählt wurden, ist die Unterstützung der Kontrollfähigkeit. Die Personen hatten eine sehr gute Kontrolle über die entstehenden Bilder und konnten dadurch steuern, wie sehr sie sich einlassen wollten. Es wurden daher lediglich Impulse angeboten.

Wir nehmen an, dass der Wunsch nach »Kontrolle« sehr entscheidend für traumatisierte PatientInnen ist. Auch für hochaltrige, pflegebedürftige Menschen, die u. U. täglich auf die Hilfe anderer angewiesen und in ihrer Selbstständigkeit entscheidend eingeschränkt sind, ist das Gefühl der Kontrolle von großer Bedeutung. So gehen wir davon aus, dass es für ältere Menschen stärkend sein kann, über die Übungen ihre Fähigkeiten zu spüren, sich selbst stärken und helfen zu können, das heißt, die eigene Selbstwirksamkeit zu erhöhen.

Der Grundgedanke der Studie, in jeder Person unabhängig vom Alter Fähigkeiten, Stärken und Kräfte zu stärken, prägte den Umgang mit den alten und sehr alten Menschen entscheidend. Als Intervention wurden je nach den Bedürfnissen der TeilnehmerInnen die »Übung des inneren sicheren Ortes« (Reddemann 2010, S. 45), die »Baumübung« (a. a. O., S.48), die Übung »Gepäck ablegen« (a. a. O., S. 50) und die »Tresorübung« (a. a. O., S. 51) verwendet. Häufig wurden die imaginativen Anregungen, auch orientiert an den zuvor genannten Übungen, explizit für eine bestimmte Person abgewandelt. Die Übungen werden im Kapitel 8 erläutert.

Passt man die Übungen individuell an die vorhandenen Bedürfnisse an, scheint sich, so zeigte es unsere Erfahrung, die Wirkung auf die physischen und psychischen Beeinträchtigungen sowie die Ressourcen zu verstärken. Aus diesem Grund wurden die Übungen teilweise abgeändert oder miteinander kombiniert.

Z. B. wurden Elemente der »Baumübung« in andere Übungen integriert. Meist wurde der Baum in die Übung des »Gepäckablegens« aufgenommen, um das Gefühl zu stärken, wie es ist, Energie zu erhalten und sich stark und kräftig zu fühlen. Ich (L.-S. K.) ging jedoch besonders behutsam vor, um zu vermeiden, dass das Gefühl von Kraftlosigkeit, welches fast alle TeilnehmerInnen als Problem beschrieben, durch diese Vorstellung noch mehr fokussiert würde.

Um bei allen Übungen eine Verankerung zu erreichen, wurden sie mehrmals durchgeführt.

Im Bereich der Theorien zum »erfolgreichen Altern« wird vermehrt vorgeschlagen, Altern nicht nur als Verfall zu betrachten, sondern als einen Lebensabschnitt, in welchem es möglich ist, die Erinnerungen und Erfahrungen des Lebens zu nutzen und sich auf die tief im Inneren liegenden Werte zu besinnen (Martin, Kliegel 2008). Dies unterstützt unsere These, dass Imagination eine Möglichkeit darstellt, ältere Menschen in ihrem Lebens- und Alterungsprozess zu unterstützen. Das Anliegen war, die Sinne nicht mehr nur auf Eindrücke, die von außen kommen, sondern auch auf die eigenen im Inneren vorhandenen Gefühle, Erinnerungen und Vorstellungen zu richten.

Die Aussage Hüthers (2010), der Mensch verfüge über ein komplexes Repertoire innerer Bilder, die als Sicherheit dienen können, bestärkte diese These zusätzlich. Mithilfe der imaginativen Übungen ist es möglich, zu diesen inneren Bildern und Stärken vorzudringen, darüber Ressourcen zu mobilisieren und Resilienzfaktoren aufzuspüren. Baltes, Grühn und Scheibe (2007) kamen zu dem Ergebnis, dass ältere Menschen schöne Erlebnisse plastischer erinnern als negative. Dies gab ebenfalls Anlass, eine positive Wirkung imaginativer Übungen zu erwarten, da so das Repertoire schöner Erinnerungen genutzt und gestärkt werden konnte.

Präzisierung der Fragestellung und Ziel der Fallstudien

Im Rahmen dieser einzelfallorientierten Interventionsstudie wurden 15 hochbetagte Personen mit dem Ziel, den Einfluss imaginativer Anregungen auf das emotionale Befinden und das aktuelle Schmerzerleben zu ermitteln, befragt. Dabei wurde vor allem die individuelle Wirkung imaginativer Anregungen und Übungen dokumentiert. Fragen dazu, wie Menschen mit imaginativen Anregungen umgehen, wie sie sich einlassen können, was sie vor, während und nach der Übung erleben, standen hierbei im Zentrum der Untersuchung.

Die Befragten waren pflegebedürftig und lebten zum Teil in einer Altenpflegeeinrichtung, zum Teil in der eigenen Häuslichkeit, wo sie Unterstützungs- und Pflegeleistungen durch einen ambulanten Pflegedienst erhielten. Der Altersdurchschnitt der Studienteilnehmenden lag bei 80 Jahren.

Das zentrale Ziel dieser Untersuchung war es, im Zuge der Einzelfallanalysen herauszuarbeiten, ob imaginative Übungen mit begleitenden Gesprächen zukünftig eine Intervention in der Praxis darstellen können, welche alte und hochaltrige Menschen individuell in ihrem Prozess des Alterns und den damit verbundenen Leiden unterstützt.

Dabei ist uns durchaus bewusst, dass der Zugang zu den TeilnehmerInnen ein anderer, möglicherweise leichterer als in üblichen therapeutischen, psychosozialen Beratungs- oder Pflegesituationen ist. Die TeilnehmerInnen wurden für die Studie gezielt angesprochen und wussten zu jedem Zeitpunkt, dass sie durch ihre Teilnahme die Forschung im Rahmen einer Abschlussarbeit unterstützen. Dieses Wissen kann sich positiv auf die Teilnahmebereitschaft ausgewirkt haben. Die Themen Hilfs- und Unterstützungsbereitschaft in diesem Zusammenhang wurden durch die StudienteilnehmerInnen selbst angesprochen und sind in der folgenden Darstellung entsprechend gekennzeichnet.

Wir gehen trotz des möglicherweise erleichterten Zuganges und den zusätzlichen zeitlichen Ressourcen, die im Rahmen der Studie aufgewendet werden konnten, davon aus, dass die Übungen und Ergebnisse der Einzelfallstudien viele hilfreiche Aspekte und praxisnahe Anregungen für die therapeutische und psychosoziale Begleitung von alten und hochaltrigen Menschen beinhalten.

Hypothesen und Ergebnisse

Die zentrale Hypothese lautete, dass imaginative Anregungen und Übungen nach Luise Reddemann (2010) einen positiven Effekt auf das emotionale Befinden und das akute Schmerzerleben nach der Übung haben.

Durch die Studie konnte gezeigt werden, dass die TeilnehmerInnen nach der Übung zur Befindlichkeit höhere Werte und damit ein gesteigertes Aktivierungsniveau der Stimmung aufwiesen als vor der Übung. Es wurde auch deutlich, dass die Übungen sich positiv auf die Selbstwirksamkeit der Teilnehmenden auswirkten[1].

Durch die imaginative Übung werden tiefere Prozesse ausgelöst und der Zugang zu Gefühlen, Gedanken und Assoziationen wird gebahnt. Hierbei werden wirksame Ressourcen genutzt, die ohne die imaginative Übung verborgen bleiben würden.

Eine vertrauensvolle Beziehung und ein wertschätzender Umgang stellen die Basis jeder Intervention dar, und die durchgeführten begleitenden, ressourcenorientierten Gespräche sind bedeutsame Faktoren in der imaginativen Arbeit mit alten Menschen.

Vorgehensweise

Bevor mit imaginativen Anregungen und Übungen begonnen wurde, erfolgte eine intensive Beschäftigung mit den TeilnehmerInnen, um einen Eindruck ihrer Stimmung, ihres Befindens und der vorhandenen Ressourcen zu erlangen. Ein sensibler Umgang und das Reagieren auf feine Impulse der TeilnehmerInnen erschienen äußerst wichtig, um zu den alten Menschen einen sehr intensiven und emotionalen Kontakt herzustellen. Im Zuge der ersten Gespräche konnten bereits Ressourcen aufgedeckt werden, an welchen im weiteren Vorgehen mit kleineren imaginativen Anregungen angesetzt werden konnte.

Die Personen wurden beispielsweise nach schönen Erlebnissen aus ihrem Leben gefragt und gebeten, diese anschaulich und möglichst detailliert zu beschreiben. Ziel ist es, sich dabei umfassenden Einblick in die Ressourcen der Menschen zu verschaffen, da sich in diesen »genügend Stoff für Imagination« verbirgt und es »für die Arbeit mit Imaginationen« genügt, »um ein Bild zu wissen« (Reddemann 2011, S. 98).

Aus den Kenntnissen der individuell vorhandenen Ressourcen und den Beobachtungen, wie die Personen mit den ersten imaginativen Anregungen umgegangen sind, wurden imaginative Übungen entwickelt. Ich (L.-S. K.) orientierte mich an der Empfehlung, »sich so wenig wie

1 Zur Erfassung wurden der Baseler Befindlichkeits-Fragebogen nach Hobi (1985) sowie eine 10-stufige Schmerzskala verwendet. Auf eine tiefer gehende Darstellung der methodischen Aspekte der Studie muss an dieser Stelle verzichtet werden. Weiterführende Informationen zur Studie s. S. 158.

möglich einzumischen, sondern die PatientInnen ihren Weg finden zu lassen« (Reddemann 2011, S. 99), und achtete darauf, mich auf die Bedürfnisse der Personen einzustellen und einen geschützten Raum für eigene Bilder zu geben.

Nach jeder Übung wurde das imaginative Erleben der Teilnehmenden ausführlich besprochen, es wurde Raum für Erzählungen gegeben und die zum Vorschein kommenden Ressourcen hervorgehoben. Aber auch belastende Gefühle wurden aufgefangen.

Haltung

In Anbetracht der Kenntnisse der lebensspannenorientierten Altersforschung eignet sich die Haltung der personenzentrierten Therapie nach Rogers (1989) besonders gut für die Arbeit mit alten Menschen, da diese weniger auf Problemlösung als vielmehr auf das Finden und Reifen der eigenen Persönlichkeit abzielt. Hierzu gehört es, zu lernen, sich mit allen Mängeln, Fehlern und Schwächen zu erleben und anzunehmen. Gerade in der Arbeit mit alten Menschen zeigt sich dieser Ansatz als sehr vorteilhaft, denn häufig sind die Probleme, von denen berichtet wird, nicht vollständig zu lösen. Stattdessen scheint es wichtig, trotz der Belastungen eine individuelle Form von Wohlbefinden zu erreichen. Über die imaginativen Übungen und begleitende ressourcenorientierte Gespräche hierbei Hilfestellungen zu geben, war ein Ziel der Intervention.

Die der Imaginationsarbeit zugrunde liegende therapeutische Haltung war geprägt von Wertschätzung für die Erfahrungen, Probleme und bereits vorhandenen Ressourcen und Lösungsmöglichkeiten der Klientinnen und Klienten. Darüber hinaus von Mitgefühl, wobei Empathie, also Einfühlung, die Grundlage für Mitgefühl war.

Weitere Ergebnisse der Studie

»Ich habe zu allem, was ich erlebt habe, ein ganz genaues Bild.«

In der Studie wurde eindrucksvoll deutlich, dass Imaginationen als individuelle Kraftquelle dienen können. Über die beschriebenen Bilder wurde sichtbar, welche Orte, Begegnungen, Beziehungen, Erlebnisse oder Gefühle für die alten Menschen von großer emotionaler

Bedeutung sind. So konnten anhand der Bilder Ressourcen hergeleitet und damit Ansätze hilfreicher imaginativer Anregungen entwickelt werden.

Es konnte gezeigt werden, dass ältere Menschen über ein komplexes Repertoire innerer Bilder verfügen, die als Ressource genutzt werden können. Eine Teilnehmerin sagte beispielsweise: »Ich habe zu allem, was ich erlebt habe, ein ganz genaues Bild.«

Nach ihren Erzählungen schienen die Menschen meist noch für eine längere Zeit mit ihren während der Übung erlebten Gedanken und Emotionen erfüllt zu sein. Sie wirkten wie versunken in ihren positiven Wahrnehmungen. Zudem schienen sie nach der Übung innerlich gestärkt, gekräftigt und aufgebaut. Über die imaginativen Übungen entstand Raum für das individuelle Erleben eigener Ressourcen und positiver Gefühle. Es zeigte sich, dass alle TeilnehmerInnen auf ihre individuelle Art Halt aus ihren Bildern und Vorstellungen schöpften. Die meisten nutzten hierbei ihre Bilder, um sich für Momente geborgen, zufrieden, frei, wohl oder stark zu fühlen. Der Aspekt der Kontrolle schien zudem für die meisten der alten Menschen eine besondere Rolle zu spielen. Die Übungen gaben den TeilnehmerInnen die Möglichkeit, Kontrolle auszuüben, indem sie sich ihren Imaginationsort, ihre Wanderung oder den Inhalt ihres Tresors selbst auswählen konnten. Der Aspekt der Kontrolle erstreckt sich auch auf die Möglichkeit, den individuellen Schatz an schönen Erinnerungen und wohltuenden Bildern nach Bedarf abrufen zu können. Altersbedingte Einschränkungen und belastende Gefühle lassen sich so selbstbestimmt mindern. Dem Bedürfnis nach Orientierung und Kontrolle wurde auch dadurch entsprochen, dass die TeilnehmerInnen selbstständig entscheiden konnten, inwieweit sie sich einlassen und welche Bilder oder Vorstellungen sie aufkommen lassen wollten. Einige nahmen während und nach der Übung ein gesteigertes Gefühl von Geborgenheit wahr. Am häufigsten wurden zudem Gefühle von Leichtigkeit und Zufriedenheit beschrieben. Die StudienteilnehmerInnen schienen einen Weg für sich gefunden zu haben, sich eigenständig zu guten Gefühlen zu verhelfen und zudem in den Erinnerungen und Bildern Schutz finden zu können.

Über die intensive Beziehung, die im Rahmen der Gespräche aufgebaut wurde, und das daraus entstehende Gefühl seitens der TeilnehmerInnen, vertrauen zu können, konnte dem Bedürfnis nach Bindung ein Stück weit entsprochen werden. Ebenso erinnerten sich einige TeilnehmerInnen an frühere Beziehungen, worüber sie vermutlich ebenfalls ein Gefühl von Bindung spüren konnten.

In den Schilderungen der alten Menschen spielte zudem im Erleben noch immer die strenge Erziehung, welche während der Kindheit und Jugend üblich war, eine entscheidende Rolle. In der Arbeit mit den meisten alten Menschen zeigte sich, wie tief das Streben nach bestmöglicher Leistungserbringung, die Erwartung, keine Schwäche zuzulassen, angepasst und gehorsam zu sein, verankert war und das Verhalten dominierte. In den Gesprächen wurden diese Eigenschaften als mögliche Ressourcen ausgelegt. Gleichzeitig wurden die TeilnehmerInnen eingeladen, den Rahmen der imaginativen Übungen zu nutzen, um sich auf die eigenen Wünsche zu konzentrieren, nachsichtig und fürsorglich mit sich zu sein und es sich gut gehen zu lassen. Das würde keinen Mangel an Disziplin bedeuten. Sie wurden gefragt, ob sie nicht der Meinung wären, dass ihnen nach all den Herausforderungen und Krisen, die sie in ihrem Leben bewältigt hatten, das Äußern von Wünschen zustehen würde. Bei allen TeilnehmerInnen war zu beobachten, wie sehr ihnen dieses Eingeständnis half und sie in ihrem Selbstwertgefühl stärkte.

Die imaginativen Übungen gaben den alten Menschen Raum, eigene Bedürfnisse zuzulassen und sich selbst mehr wertzuschätzen. Ebenso konnten TeilnehmerInnen die Übung nutzen, um in der Vorstellung etwas zu erleben, was für sie in der Realität aufgrund der gesundheitlichen Einschränkungen nicht mehr möglich war. Die Fähigkeit, sich etwas vorzustellen, war bei allen TeilnehmerInnen zu erkennen, und jede und jeder nutzte sie auf ihre/seine Art, um sich eigenständig zu helfen und sich für Momente nicht hilflos, sondern sicher, zufrieden, geborgen, frei und wohlzufühlen.

Als Ergebnis der Forschungsarbeit kann festgehalten werden, dass sich die Übungen unter der Voraussetzung einer ressourcenorientierten, wertschätzenden und individuellen Anwendung sowie auf der Basis einer vertrauensvollen Beziehung positiv auf die Befindlichkeit auswirken, individuelle Ressourcen aktivieren und somit als Ressource genutzt werden können.

5.2 Konkrete Einblicke: Fallbeispiele aus der Studie

Frau M. – Die Beziehungsarbeit

> *»Die Hoffnung ist wie ein Sonnenstrahl,*
> *der in ein trauriges Herz dringt.*
> *Öffne es weit und lass sie hinein.«*
>
> Friedrich Hebbel

Frau M. ist eine 84 Jahre alte, zierliche, adrett gekleidete und gepflegte Dame. Sie wurde als jüngstes von vier Kindern geboren. Sie hat keine eigenen Kinder, hat sich aber immer gern um andere Kinder gekümmert. Sie hatte stets einen großen Bekanntenkreis, wovon mittlerweile aber die meisten Bekannten krank oder schon gestorben sind. Sie ist beinahe vollständig erblindet und leidet unter verschiedenartigen Schmerzen, beispielsweise in den Beinen, Schwindelgefühlen, starker Müdigkeit und einem schwachen Herzen. Sie meint über sich: »Naja, ich wusste immer, dass ich da durch muss, und hab die Sachen immer so angepackt, wie sie kamen, Ausdauer, Geduld, was ich mir vorgenommen habe, das schaffe ich und ich muss es schaffen.« Das Alter erlebt sie meist als Qual. Es gab viele Krisen in ihrem Leben. In schwierigen Situationen hilft es ihr, mit anderen zu reden. Woher sie ihre Kraft nimmt, kann sie nicht benennen. Die Art und Weise, wie sie Probleme löst, hat sie sich selbst erarbeitet, »ich habe immer dazugelernt, und viel Ellenbogen hab ich gebraucht«. Anderen gibt sie den Rat, immer weiterzumachen und nie aufzugeben.

Sie hat auch viel Schönes erlebt, viel Gutes getan und ist in ihrem Leben viel gereist. Aber sie leidet an ihrem Alter mit seinen Einschränkungen und wünscht sich sehnlichst, für immer einzuschlafen. Ihr Mann ist schon vor 25 Jahren gestorben, und sie hat sonst kaum noch jemanden.

In der Arbeit mit Frau M. trat die Bedeutung einer intensiven Beziehungsgestaltung sowie eines sowohl wertschätzenden wie auch bedürfnisorientierten Umgangs für die Wirkung imaginativer Anregungen hervor.

Bereits der erste Eindruck von Frau M. löste in mir (L.-S. K.) eine große Traurigkeit und bedrückte Stimmung aus. Frau M. schien sehr erfreut über den Besuch und erzählte sehr persönlich und bewegend von sich und ihrem Leben. Sie suchte den Körperkontakt, schien es beispielsweise zu genießen, wenn ich ihre Hand nahm. Nach weiteren Besuchen und den ersten Durchführungen der Übung wurde die Bindung immer intensiver.

Der Eindruck, dass Frau M. sehr unter ihrer Einsamkeit litt, verfestigte sich. Immer wieder sprach sie von ihrem sehnlichsten Wunsch, endlich für immer einzuschlafen.

Sie schien die Gespräche zu genießen. Anfangs wirkte sie sehr interessiert an der Übung des »inneren sicheren Ortes«. Sie ließ sich schnell auf die Übung ein, und der Impuls, an schöne Orte oder Reisen zu denken, schien ihr gutzutun.

Vor der Übung erzählte sie fast ausschließlich von schlimmen Erlebnissen, und ich spürte, wie viel Energie es mich kostete, ihren Blick auf positive Erfahrungen zu richten. Nach der Übung aber fielen ihr überaus begeistert Erinnerungen an Reisen und damit verbundene schöne Gefühle ein.

Nachdem sie beim achten Besuch besonders viel von ihren Sorgen berichtet hatte, erzählte ich ihr von der Übung »Gepäck ablegen«, und ich fragte sie, ob sie Lust habe, diese auszuprobieren. Ich betonte, dass es nicht um richtig oder falsch gehe. Sie stimmte zu, die Übung gefiel ihr jedoch nicht. Schon während der Übung hatte ich den Eindruck, dass sie sich nicht entspannte. Sie saß weiter aufrecht in ihrem Bett und wirkte sehr angespannt. Im Anschluss berichtete sie, dass die Vorstellung für sie sehr anstrengend sei. Sie zählte erneut ihre Leiden auf, und meine Sorge war, dass die Übung sie nur noch mehr an ihr Leid erinnert haben könnte. Dann erwähnte sie in einem Nebensatz, wie häufig sie früher mit ihrem Mann wandern war. Das griff ich sofort auf, wodurch das restliche Gespräch mit Erzählungen von Wanderungen, Landschaften, positiven Erinnerungen an die Natur und lieben Menschen gefüllt war.

Hier zeigte sich, wie entscheidend es ist, sich nach einer Übung ausreichend Zeit zu nehmen, um über das Erleben während und nach der Imagination zu sprechen.

Bei Frau M. war mir darüber deutlich geworden, dass ich sehr behut-

sam vorgehen musste. Für die Beziehung zu Frau M. war es essenziell, dass ich ihr nichts aufzwang und sie in ihren Bedürfnissen absolut respektierte. So kam es öfters vor, dass Frau M. keine Lust auf eine Übung hatte, sondern lieber nur reden wollte. Dies akzeptierte ich, denn mein Eindruck war, dass ihr das guttat. Mir fiel dann auf, dass ich sie trotzdem zu Imaginationen einlud, da ich sie stets anregte, mir Einzelheiten aus ihren Erzählungen ganz genau zu beschreiben. Beispielsweise erzählte sie gerne, wie sie früher ihre Tage verbracht hatte.

»Wissen Sie, da war ich so 17 Jahre, ich habe da das Haus geputzt, gekocht und bei den … gearbeitet, die haben mich auch immer sehr gelobt, und ich hab mich ja immer noch um die Kinder im ganzen Haus gekümmert, die haben mich alle geliebt […]« Ich habe an dieser Stelle beispielsweise gesagt: »Meine Güte, liebe Frau …, das hört sich aber nach einem vollen Tag an, Sie scheinen ja eine ›Power-Frau‹ gewesen zu sein, was Sie da alles an einem Tag geschafft haben. Es ist schön Ihnen zuzuhören, da entsteht bei mir sofort ein Bild im Kopf. Geht Ihnen das auch so?« – »Ja, ja, ich habe das auch noch ganz genau vor Augen.« – »Dann tragen Sie ja einen ziemlich großen Schatz an schönen Bildern mit sich herum, oder? Das stelle ich mir unglaublich schön und wertvoll vor.« – »Ja, da haben Sie recht. Und die bleiben ewig.«

Bei einem darauffolgenden Besuch führten wir wieder die Übung des inneren sicheren Ortes durch. Danach sagte sie, dass es zwar schön sei, es ihr aber schwerfalle, sich neue Bilder zu machen. Ich erklärte ihr, dass sie sich keine neuen Orte vorstellen müsse, es sei sehr schön, dass sie Orte im Kopf habe, an denen sie sich wohlfühle und mit denen sie positive Gefühle verbinde. Es gehe in der Übung lediglich darum, sich in Momenten, in denen die Sorgen, die Schmerzen und der Kummer sehr groß seien, schöne Bilder vorzustellen. Sie könne sich gerne bekannte Orte vorstellen, an denen sie sich wohlfühlte.

Darauf fing sie erneut an, von ihren Reisen zu erzählen, und wir führten ein lebendiges Gespräch über ihre zahlreichen Urlaubsflirts und Verehrer.

Ich bestärkte sie darin, die Übung so für sich zu nutzen, wie es ihr guttue. Es gebe keine Vorgaben, wie sie sich den Ort vorzustellen habe. Um ihr die Übung zu erleichtern bzw. sie an ihre Bedürfnisse anzupassen, veränderte ich die Übung des sicheren Ortes leicht.

Hier die Übung für Frau M.: »Innerer sicherer Ort« mit eingebauten

Elementen, die im Zuge der Gespräche als wohltuend beschrieben wurden:

> »Sie haben mir nun schon sehr oft von Ihren vielen Reisen erzählt. Hätten Sie Lust, sich eine dieser Reisen nochmals in Erinnerung zu rufen? Vielleicht die Reise nach …, oder die nach …? Welche Bilder haben Sie vor Augen, wenn Sie an diese Reise denken? Lassen Sie alle Bilder und Vorstellungen aufsteigen, die Sie mit dieser Reise verbinden … Vielleicht sehen Sie den Strand, das Meer? … Lassen Sie diese Bilder auf sich wirken … Welche Farben nehmen Sie wahr? … Welche Gefühle verbinden Sie mit diesen Bildern? … Wenn Sie möchten, dann lassen Sie auch Bilder aufsteigen von Ihren Freunden, mit denen Sie gemeinsam die Reise gemacht haben. Lassen Sie auch diese Bilder auf sich wirken … Wenn Sie möchten, dann können Sie sich nun den Ort in Erinnerung rufen, an dem Sie sich auf Ihrer Reise besonders wohlgefühlt haben … Welche Gedanken kommen Ihnen bei der Vorstellung an diesen Ort? … Wie fühlen Sie sich dort? … Was haben Sie dort erlebt? …«

Ich vermittelte ihr, dass sie sich sehr gerne bekannte Orte in Erinnerung rufen könne, indem ich die Einleitung der Übung veränderte. Dennoch schien ihr dies ohne Anleitung schwerzufallen. Da sie jedoch sehr lebhaft von ihren vielen Reisen und für sie wichtigen Menschen erzählt hatte, griff ich diese in der Übung auf mit dem Wunsch, ihr so den Zugang zu diesen Bildern zu erleichtern. Sie reagierte auf die veränderte Einleitung sehr positiv und schien sich in ihren Vorstellungen und Erinnerungen wohlzufühlen.

Die abgeänderte Übung gefiel ihr gut und ermöglichte es ihr, wenigstens für kurze Momente ihren Zustand zu vergessen. Nach den Übungen fiel ihr auf, wie viel Schönes sie erlebt hatte. In den Gesprächen nach der Übung ging ich näher auf die beschriebenen Bilder ein, indem ich die positiven Aspekte besonders hervorhob und würdigte. Ich nahm wahr, dass Frau M. in diesen Erinnerungen aufging und sich selbst anerkennen konnte für das, was sie bereits erlebt hatte. Ich zeigte ihr meine Begeisterung, was ihr offenbar nochmals Motivation zu weiteren schönen Geschichten gab. Ebenfalls beobachtete ich, wie sie sich immer besser fallen lassen konnte. Der Effekt der Übung sowohl auf die Beziehung als auch auf ihre Stimmung war stark.

Die ausführlichen Gespräche vor der Übung haben dazu beigetragen, dass Frau M. sich öffnen könnte, und durch die Gespräche im Anschluss konnte sie die Übungen für sich nutzen. Bezüglich des Umgangs mit den imaginativen Übungen fiel mir auf, dass bei Frau M. offensichtlich weniger innere Bilder von Landschaften aufkamen, sondern verstärkt Gedanken und Bilder zwischenmenschlicher Begegnungen.

Durch die Arbeit mit Frau M. wurde mir besonders deutlich, wie sehr ihr die durch die Übung hervorgeholten Erinnerungen an angenehme Erlebnisse halfen, mit ihrer aktuellen Situation umzugehen.

Während des Erzählens von dem Ort und den Menschen, die sie sich während der Übung in Erinnerung gerufen hatte, wurde ihr offenbar jedes Mal bewusst, wie viel sie in ihrem Leben schon bewältigt hatte. Dieses Gefühl bestärkte ich, was dazu führte, dass sie nach dem Gespräch wesentlich zufriedener wirkte.

Auffallend erschien mir an Frau M., dass sie keine Probleme der Identität zu haben schien. Sie klagte über ihre Situation, hatte sie aber wohl dennoch für sich angenommen und ihren Zustand sehr gut integriert und akzeptiert. Sie wirkte zwar sehr traurig, aber trotzdem dankbar.

Frau M. hatte eine ganze Reihe guter Erinnerungen, die durch die Gespräche aktiviert werden konnten. Daraus ergaben sich dann wiederum Imaginationen von guten Orten, die Frau M. auf diese Weise für sich auch in der Gegenwart nutzen konnte. Hätte man darauf bestanden, einen neuen Ort zu imaginieren, wäre dies nicht gelungen und es wäre möglicherweise dann der Eindruck entstanden, Frau M. sei nicht in der Lage, sich heilsame Bilder vorzustellen. Der Rückgriff auf frühere Erfahrungen, die passgenaue Begleitung und der Respekt vor den Erfahrungen von Frau M. führten zu einer konstruktiven Zusammenarbeit.

Die Wertschätzung dessen, was der Mensch an Gutem bereits in sich hat, scheint hier der Schlüssel zu sein und zu einer Aktivierung bereits vorhandener Ressourcen beizutragen.

Frau S. – Imagination als erwartungsfreier Raum

An einem weiteren Beispiel wollen wir zeigen, dass es sowohl Gemeinsamkeiten als auch große Unterschiede bei älteren – wie bei allen – KlientInnen und PatientInnen gibt. Auch die zuvor bereits beschriebenen Beispiele in Kapitel 3 haben das sicher schon verdeutlicht.

Auf den je individuellen Menschen einzugehen und stets »den richtigen Ton« zu treffen, erscheint uns als eine wichtige Voraussetzung jeder Psychotherapie, Beratung und Begleitung.

Frau S. ist 78 Jahre alt. Im Gegensatz zu Frau M. gibt sie an, zufrieden zu sein und das Alter gut bewältigt zu haben. Sie hat viele Krisen erlebt, aber »das gehört dazu«. Sie sei Flüchtling und »hat einiges« erlebt. Dass sie eben zufrieden sei und immer daran glaube, dass es wieder besser werde, sei die Eigenschaft, die ihr am meisten geholfen habe. In schwierigen Situationen helfe ihr die Familie. Diese gebe ihr auch Kraft. Sie habe sich immer alles selbst erarbeitet und gebe anderen den Rat, nie aufzugeben.

Hinweis

An dieser Stelle möchten wir erneut darauf hinweisen, dass es in diesem und allen anderen Gesprächen immer wieder darum ging, ressourcenorientiert vorzugehen. Deshalb wurde die Aussage von Frau S., so, wie sie sie machte, akzeptiert und nicht, wie ggf. in einer eher problemorientierten Therapie üblich, infrage gestellt. Natürlich kann man sich fragen, ob Frau S. tatsächlich immer zufrieden ist, und man hätte sie fragen können, ob das denn der Fall sei. Das hätte aber möglicherweise dazu führen können, dass sich Frau S. nicht verstanden und respektiert gefühlt hätte. Frau S. wird sehr viel später auf Probleme zu sprechen kommen, dann nämlich, wenn sie genügend Vertrauen gefasst hat. Wenn sie es dann tut, ist da eine ganz andere, genuin von ihr kommende Motivation, über ihre Schwierigkeiten zu sprechen.

Bei Frau S. war es schön für mich (L.-S. K.) zu beobachten, wie sie sich immer besser auf die imaginativen Anregungen einlassen und diese gegen Ende immer intensiver für sich nutzen konnte. Ein wichtiger Aspekt war auch bei ihr der Aufbau einer Vertrauensbasis.

Frau S. wirkte im ersten Kontakt bereits sehr ausgeglichen. Sie äußerte immer wieder, keine Veranlassung für Beschwerden zu haben und zufrieden zu sein. Es gehe ihr gut. Geistig wirkte Frau S. fit, und im Gegensatz zu anderen TeilnehmerInnen drückte sie keine Bedürftigkeit aus. Es wirkte eher, als wolle sie höflich sein und daher das Gespräch nicht verweigern und als habe sie selbst aber kein Bedürfnis zum Reden. Auf Fragen zu ihrer Person, ihrer Herkunft und Familie antwortete sie, jedoch auf das Wesentliche beschränkt.

Während der ersten drei Besuche fragte ich behutsam und lediglich an der Oberfläche nach ihren Kindern, Enkeln und Urenkeln. Während der Erzählungen regte ich sie durch Nachfragen wiederholt an, Bilder hervorzuholen. Ich beobachtete, dass sie sich anfangs sehr schwer damit tat, auf meine Fragen nicht einging oder lediglich antwortete, dass man ja immer Bilder im Kopf habe. Dies habe ich stehen lassen und fragte nach einer derartigen Antwort nicht weiter.

Beim vierten Besuch öffnete sich Frau S. jedoch, und sie erzählte von einem Ort am Meer, an dem sie ihren ersten Urlaub verbracht habe. Da Frau S. den Eindruck erweckte, sich bei der Vorstellung an diesen Ort zu entspannen, ging ich spontan auf dieses Bild ein und leitete sie an, sich diesen Ort mit allen Sinnen vorzustellen. Frau S. ließ sich auf diese Anregungen ein, sie sprach laut aus, was sie sah, was sie hörte, was sie roch und was sie fühlte. Danach bestätigte sie, dass das gutgetan habe. Bilder seien sicher immer gut. Da Frau S. Gefallen gefunden zu haben schien, führten wir die Übung, in der sie dazu angeleitet wurde, sich ihren Ort am Meer auszumalen, noch neun Mal durch.

Je öfter ich ihr diese Anregungen gab, desto leichter schien sie sich selbstständig das Bild ihres Ortes hervorzuholen. Sie bedankte sich dafür, ihren Ort gefunden zu haben. Sie hätte nicht gedacht, dass ihr das Bild so guttun könnte.

Beim **letzten** Besuch äußerte sie dann, dass sie sich nicht beschweren dürfe und deshalb auch zufrieden sei, aber es sei schon oft nicht leicht und sie sei oft enttäuscht und sie könne sich doch vorstellen, dass ihr da diese – guten – Erinnerungen guttun könnten. Auf diese Aussage reagierte ich verständnisvoll, fragte aber bewusst nicht nach, worüber sie denn enttäuscht sei. Denn mein bisheriger Eindruck war, dass Frau S. schon immer das erzählt hatte, was ihr am Herzen lag. Es war für mich auch eindrucksvoll, dass Frau S. nach jedem Treffen erzählte, an dem Ort ihre Ruhe zu bekommen und von jeglicher Angst befreit zu sein. Ich gab ihr Raum, um näher über ihr Bedürfnis nach Ruhe und ihre Angst zu sprechen. Ich fragte sie erst einmal, was ihr an dem Ort Ruhe gebe. Die ersten beiden Male gab sie zur Antwort, dass sie das nicht sagen könne.

Erst in dem Gespräch nach der 7. Übungsdurchführung erklärte sie, dass es an dem Ort nur um ihre Wünsche ginge. Keine Erwartungen, keine Pflichten, sie habe Angst vor den ganzen Anforderungen, und an dem Ort sei sie frei davon. Dort spiele es keine Rolle, dass sie öfter etwas vergesse und vieles nicht mehr schaffen könne, dort sei es nicht schlimm, es nicht allen recht zu machen, und es sei auch nicht schlimm, dort traurig zu sein, da sie dort alles dürfe.

Es war faszinierend, wie diese Gedanken aus ihr herauszusprudeln schienen. Ich sagte ihr, wie eindrucksvoll die Beschreibung ihres Ortes sei, und betonte, dass das Bedürfnis nach Ruhe und einem Raum frei von Erwartungs- und Leistungsdruck sehr verständlich sei. Sich einen Ort zu schaffen, an dem man all das erleben könne, sei wunderbar. Ich äußerte ebenfalls Verständnis für ihre Empfindungen, es allen recht machen zu müssen, keine Traurigkeit oder Schwächen zeigen zu dürfen. Falls sie das Bedürfnis habe, darüber zu sprechen, sei Raum dafür da. Ich betonte, wie bemerkenswert bereits ihre Fähigkeit sei zu spüren, dass ihr der Druck nicht guttue, und es ihr zustehe, sich hiervon zu befreien. Ich fragte sie, wie es sich anfühle, keine Erwartungen erfüllen zu müssen und Traurigkeit und Schwäche zulassen zu können.

Sie antwortete darauf: »Ich fühle mich wie das Meer in Person, alles, was ich nicht gebrauchen kann, spüle ich weg, und den Rest behalte ich am tiefsten Punkt und im Häuschen.« Diese Aussage empfand ich als sehr berührend und spiegelte ihr, wie beeindruckend ihre Fähigkeit ist, sich auszudrücken. Ich schlug ihr vor, »wenn Sie möchten, können Sie versuchen, sich in der Vorstellung an Ihren Ort zu begeben. Besonders in Situationen, in denen Sie das Gefühl bekommen, dass alles zu viel wird, Sie sich damit überfordert fühlen, es allen recht zu machen, und Ihr eigener Druck, alles richtig zu machen, sehr groß ist.«

Im Abschlussgespräch zwei Wochen später gab sie an, sich noch öfter an den Ort begeben zu haben, und sie wünschte, sie hätte den Ort schon früher entdeckt.

Frau S. öffnete sich im Zuge der Übung. Jedoch nicht nur mir, sondern offenbar vor allem auch ihrem Inneren gegenüber. Als hätte sie über die Übung einen wertschätzenden Zugang zu sich selbst erlangt. Positiv wirkte sich vermutlich dabei aus, dass ich ihr gegenüber zum Ausdruck brachte, wie sehr sie es wert ist, dass mit ihr liebevoll, wohlwollend und ihren Bedürfnissen entsprechend umgegangen wird. Sie hatte es vermutlich länger nicht mehr erlebt, Raum für sich zu bekommen und die Rückmeldung zu erhalten, dass sie eine bewundernswerte Frau sei. Sie wirkte während der ersten Gespräche, in welchen sie keinerlei Bedürftigkeit signalisierte und betonte, wie zufrieden sie sei, noch sehr angepasst auf mich und in ihrer schützenden Hülle verborgen. Ich gehe davon aus, dass sie über die Übung einen Zugang zu ihren Wünschen und Bedürfnissen finden konnte und einen Ort, um diese auszuleben. Ausgelöst durch dieses positive Erleben schien sie sich dann immer weiter öffnen zu können. Das Beispiel von Frau S. zeigt, dass ein Umgang mit dem, was die Klientin bringt, ohne dass sie dafür infrage gestellt wird, die Möglichkeit eröffnet, dass sie früher oder später dafür bereit ist zu zeigen, was sich hinter ihrer Fassade noch verbirgt. Ein meist übliches Vorgehen, in welchem man ihre »Fassade« infrage gestellt hätte, hätte möglicherweise dazu geführt, dass Frau S. ihre Ängste, Wünsche und Sehnsüchte nicht gezeigt hätte.

6. Altern als Entwicklungsaufgabe

Wie aus den Fallbeispielen hervorgeht, bildet für uns ein ressourcenorientierter Ansatz den Rahmen der Imaginationsarbeit mit älteren Menschen, weshalb auch die Alterstheorien stets unter Berücksichtigung dieser Haltung betrachtet werden. Eng verbunden mit dem ressourcenorientierten Ansatz sind Theorien aus dem Bereich der Positiven Psychologie, welche im Rahmen der Gerontologie häufig unter dem Begriff des erfolgreichen Alterns zusammengefasst werden (s. Kapitel 3). Ihr Fokus liegt auf der Verstärkung und Betonung der menschlichen Potenziale und Ressourcen.

Die Entwicklungsaufgabe aus psychotherapeutischer Perspektive

Im Kontext des gelingenden oder guten Alterns ist die Auseinandersetzung mit Entwicklungspotenzialen im Alter, die dazu beitragen, »einen Umgang mit den dynamischen Polen von Entwicklung und Abbau, von Expansion und Kontraktion zu finden« (Peters 2002, S. 18), Gegenstand der Psychologie des Alterns. Das aktive Handeln im Umgang mit den Entwicklungsherausforderungen, das »gelingende« Altern auch bei Erleben von Verlusten und Einschränkungen unter Besinnung auf die eigenen im Verlauf des Lebens erlangten Kompetenzen und Ressourcen zu gestalten, gilt es zu fördern. Therapeutische oder psychosoziale Interventionen sollen das Individuum unterstützen, dass es »sich (…) einer reflektierten Lebensführung zuwendet, die immer auch noch vorhandene Entwicklungsräume zu öffnen sucht, selbst dann, wenn diese mit fortschreitendem Alter immer mehr dahinschmelzen.« (Peters 2002, S. 27) Zentrale Aufgabe des Menschen bleibt also über die gesamte Lebensspanne die Identitätsentwicklung.

Menschen sehen sich über ihren Lebensverlauf einer Vielzahl von Veränderungen und Herausforderungen gegenüber, die es zu bewältigen gilt. Insbesondere Menschen im höheren Alter werden häufiger mit Verlustsituationen konfrontiert, die u. a. durch kritische Lebensereignisse wie dem Ausstieg aus der Berufstätigkeit, dem Tod des Partners/der Partnerin oder anderer zentraler Bezugspersonen ausgelöst werden können. Körperliche und möglicherweise auch psychische Veränderungen aufgrund der zunehmenden Morbidität im höheren und hohen Lebensalter, aber auch soziale Veränderungen wie beispielsweise ein Umzug oder bei zunehmenden Unterstützungsbedarfen auch der Einzug in eine stationäre Pflegeeinrichtung prägen das Altern und insbesondere das höhere Alter. Was als Verlust erlebt und bewertet wird, ist jedoch sehr individuell, ähnlich wie bei der Bewertung von Ressourcen, und abhängig davon, welche Kompensationsmöglichkeiten die Person für sich findet.

Dies zeigt sich sehr deutlich in den beiden dargestellten Fallbeispielen. So blicken sowohl Frau M. als auch Frau S. auf ein Leben voller positiver wie auch belastender Ereignisse zurück. Während Frau M. anfänglich zwar die positiven Erlebnisse erinnert, bewertet sie diese nicht unmittelbar als Ressource, auf die sie in der Gegenwart zurückgreifen könnte.

Frau S. hingegen weiß um ihre bewährten Bewältigungsstrategien aus der Vergangenheit und nutzt diese auch heute, wenn sie schwierige Ereignisse bewältigen möchte. Sie schöpft Kraft aus dem Wissen um diese Ressource und nutzt sie auch nach eigener Aussage, um den Prozess des Alterns zu bewältigen.

Das Erleben von Verlusten und Veränderungen, die auch als Krisen bezeichnet werden, stellen Wendepunkte im Leben dar, die Entwicklung fördern können. Identitätsentwicklung gelingt dann auch im höheren Alter, wenn eine Integration des Krisenerlebens möglich wird. Ziel der Integration ist nicht nur die Akzeptanz oder Reflexion der eigenen Vergangenheit, sondern auch die Verankerung des/der Einzelnen mit der Summe der individuellen Erfahrungen aus der Krise heraus im Hier und Jetzt (Peters 2004). »Krisen und einschneidende Übergänge im Lebenslauf verdichten sich in unterschiedlichen Lebensaltern und stellen Menschen vor wiederkehrende Anpassungsprobleme« (Leipold, Greve 2012, S. 94). Gerontopsychologische Interventionen, wie Imaginationsverfahren von und mit älteren Menschen, können dazu beitragen, die Kompetenzen zur Integration der Krise und für die Gestaltung eines gelingenden, aktiven Alter(n)s zu fördern. Dabei wirkt die Imaginationsarbeit unterstützend auf die Identitätsentwicklung und ermöglicht Stabilisierung des Selbstbildes über persönliche Entwicklungsprozesse. Denn der positiven Bewertung des Selbst auch im hohen Alter kommt eine wichtige Funktion in Bezug auf die

Stabilisierung des Individuums und die Stärkung der Lebenszufriedenheit zu (Lehr 2007; Bubolz 1983).

Sehr eindrucksvoll geschieht das in den beiden Fallbeispielen. Für Frau M. entsteht über die Imaginationsübung ein Zugang zu ihren schönen Erinnerungen, und sie lernt diese nach und nach besser zu nutzen, um den Erschwernissen und Verlusten im Alter zu begegnen. Sie erfährt über die Übung eine Stabilisierung und Stärkung ihres Selbstbewusstseins im Sinne einer Selbsterkenntnis, dass sie die Kraft und bewährte Lösungsstrategien bereits in sich trägt.

Im Gegensatz dazu besteht für Frau S., die ihrerseits um ihre Fähigkeit im Umgang mit schwierigen Situationen weiß, die Stärkung des Selbst in der Erkenntnis, dass sie sich über die Imagination Räume erschließen kann, die frei von Erwartungen sind, und erlebt so einen Moment der Entlastung.

Gestaltung der Lebensphase Alter als geragogische Aufgabe

Neben den psychologischen Ansätzen der Altersforschung erscheint uns für die Auseinandersetzung mit ressourcenorientierten Begleitungs- und Unterstützungsverfahren auch die geragogische Perspektive bedeutsam. Wie bereits dargestellt, sind die zentralen Entwicklungsaufgaben der Identitätsbildung im Alter durch selbstreflexive Lernprozesse gestaltbar. In der geragogischen Praxis geht es darum, »durch Lernen und Bildung das eigene Altern reflektierend zu gestalten, wie auch darum, Lern- und Bildungsprozesse gezielt zu ermöglichen, d. h. zu initiieren und begleiten« (Bubolz-Lutz et al. 2010, S. 12). Hierbei liegt der Geragogik stets eine ressourcenorientierte Haltung gegenüber dem alternden Menschen zugrunde. Bildung im Alter kann in diesem Kontext verstanden werden als ein »aktiver, vom Individuum selbst gestalteter Prozess, der sich wesentlich in Interaktion mit anderen und in Auseinandersetzung mit der natürlichen, gesellschaftlichen und kulturellen Umwelt vollzieht« (Bubolz-Lutz et al. 2010, S. 21).

In dieser Auseinandersetzung wirkt die Reflexion der eigenen Haltung, des eigenen Altersbildes und der Erwartungen an das Alter entwicklungsfördernd (Radebold 2002; Bubolz-Lutz et al. 2010). Die Begegnung zwischen alten Menschen und TherapeutInnen oder GeragogInnen in der Umsetzung imaginativer Verfahren bildet dabei den Lernort für Identitätsentwicklung. Die Aufgabe der GeragogInnen besteht in der Begleitung und Unterstützung der Älteren, ohne dabei lenkend auf sie einzuwirken (Bubolz-Lutz et al. 2010).

Am Fallbeispiel der Frau M. zeigt sich, wie bedeutsam die Beziehungsarbeit für den Lern- und Entwicklungsprozess sein kann. So braucht Frau M. ein vertrautes Umfeld, ein Gegenüber, zu dem sie eine positive Beziehung aufbauen kann, um sich dann in der Imaginationsübung ihren eigenen Ressourcen zuzuwenden. Von entscheidender Bedeutung für den Erfolg dieser Besinnung auf ihren eigenen sicheren Ort, den sie in ihrer Erinnerung trägt, ist, dass sie selbst sowohl Tempo als auch Richtung der Gespräche mitbestimmt. Eine zentrale Aufgabe in der Begleitung besteht an dieser Stelle in der Ausgestaltung und Abwandlung der Übung, um Frau M. eben jenen Zugang zu ermöglichen.

Ein zentrales Lernfeld zur Identitätsentwicklung im Alter stellt die Reflexion der eigenen Biografie dar. »Biografie als erzählte Geschichte ist eine aktive Konstruktionsleistung beziehungsweise Re-Konstruktionsleistung. (…) Es geht dabei um die Aneignung der eigenen Vergangenheit mit all ihren Kontinuitäten und Diskontinuitäten, als eine Art der Neuordnung und Heilung« (Bubolz-Lutz et al. 2010, S. 162). So trägt die Auseinandersetzung mit oder Erzählung von der eigenen Geschichte nicht nur dazu bei, die Identität zu stabilisieren, sondern gleichzeitig durch die Neubewertung und Neuverortung des Erlebten als wichtige Ressource im Alter zu entdecken und zu nutzen (Miethe 2011).

An diesen Aspekten setzen die in diesem Buch beschriebenen Verfahren an. Es wurde hierbei davon ausgegangen, dass viele Belastungen und negative Erlebnisse nicht verhindert werden konnen. Das Leid gilt es daher zu würdigen und die individuellen Bewältigungsmechanismen anzuerkennen. Es sollte den pflegebedürftigen alten Menschen aber auch durch imaginative Anregungen und begleitende ressourcenorientierte Gespräche eine Möglichkeit aufgezeigt werden, aus sich selbst, aus der eigenen Biografie Kraft zu schöpfen. Besonders wichtig ist es hierbei, den Fokus auf die individuellen Kompetenzen, Fähigkeiten, Kräfte und Bewältigungsstrategien zu legen, welche häufig durch die Umgebung, die Lebenssituation und Anforderungen beeinflusst werden (Bubolz-Lutz et al. 2010; Kricheldorff 2010; Radebold 2002; Hirsch 2011).

7. Alte Menschen (therapeutisch) begleiten – Spezifische Herausforderungen

7.1 Therapieansätze und Ziele

Für die Arbeit mit alten und hochaltrigen Menschen ist es wichtig, sich auf mögliche Einschränkungen wie »erhöhte soziale Vulnerabilität, veränderte körperliche Gegebenheiten und Fähigkeiten zur Adaption, Multimorbidität, Neigung zur Chronizität und verschwommenen Krankheitsbildern« (Hirsch 2011, S. 152) einzustellen, gleichzeitig aber auch die Ressourcen in Betracht zu ziehen, wie wir sie weiter oben bereits beschrieben haben (s. S. 31, 36, 78).

Aufgrund der ausgeprägten Individualität alter Menschen erscheint es wichtig, sich nicht auf eine therapeutische Schule zu beschränken, sondern unterschiedlichste Zugänge auszuschöpfen. Dies betont z. B. auch Peters (2006) in der Einleitung seines Buches »Psychosoziale Beratung und Psychotherapie im Alter«.

Uns ist es, wie bereits mehrfach erwähnt, besonders wichtig, dass eine wertschätzende und ressourcenorientierte Grundhaltung sowie eine vertrauensvolle Beziehung, die die Basis jeder Psychotherapie darstellt, vorherrschen. Wir meinen, dass die therapeutische Beziehung für Progression und neue Erfahrungen genutzt werden kann, indem der Therapeut/die Therapeutin dabei behilflich sind, nicht bewusste Ressourcen bewusst und nutzbar zu machen. Sie sollte aber auch dafür genutzt werden, Verluste, Leidvolles und Ängste zu thematisieren, einzuordnen und wenn möglich zu bewältigen.

Verhaltenstherapeutische Methoden in der Arbeit mit alten Menschen heben die Relevanz der Selbstwirksamkeit im Umgang mit altersbedingten Einschränkungen hervor. Das Ziel verhaltenstherapeutischer Methoden ist meist die Bearbeitung negativer Gedankenspiralen (s. Peters 2006). Die Arbeit an dysfunktionalen Kognitionen kann sehr lohnend sein, ergänzend empfehlen wir allerdings das bewusste

Wahrnehmen und Anerkennen von Ansätzen einer gelassenen Weltsicht.

Aus psychoanalytischer Sicht geht es ums Verstehen der Verwurzelungen des Jetzt im Früher, also die Übertragungsgeschichte(n) und daraus sich möglicherweise ergebende Wiederholungszwänge, die die Freiheit des/r Erwachsenen eingeschränkt haben. Für uns steht daneben, wo immer möglich, die Orientierung an Ressourcen im Vordergrund. Es geht einerseits darum zu erfahren, sich so gut wie möglich mit allen Mängeln, Fehlern und Schwächen zu erleben und anzunehmen. Dies ist in der Arbeit mit alten Menschen besonders deshalb wichtig, weil häufig die Probleme, von denen sie berichten, nicht vollständig zu lösen sind oder ungelöst bleiben. Und es geht um die Stärkung des Selbstbildes, Akzeptanz altersbedingter Veränderungen sowie Bewusstmachung des eigenen Potenzials.

Häufig erscheint es sinnvoll, Grundlagen der Gesprächstherapie auf die Arbeit mit alten Menschen anzuwenden, um diese in ihrem Anpassungsprozess zu unterstützen und vorhandene Ressourcen und realisierbare Ziele aufzuzeigen, ohne sich aufzudrängen. Der personenzentrierte Ansatz hat sich mit seiner an der Würde des Menschen orientierten Grundhaltung besonders in der Begleitung dementer alter Menschen bewährt, wie Ian Morton (2002) das eindrucksvoll in seinem Buch »Die Würde wahren: Personenzentrierte Ansätze in der Betreuung von Menschen mit Demenz« beschrieben hat.

Therapieziele für die Arbeit mit älteren Menschen sollten sich an der Stärkung salutogener Faktoren und Ressourcen orientieren und die Förderung und den Erhalt von Selbstständigkeit und Eigenverantwortung im Alter auch bei zunehmendem Verlusterleben unterstützen. Mögliche Zielsetzungen könnten in der Arbeit an der Akzeptanz des eigenen, gealterten Körpers, der Auseinandersetzung mit dem Verlusterleben sowie in der Förderung des Gegenwartsbezuges und der Bilanzierung liegen (Radebold 2002; Peters 2002; Bubolz 1983).

7.2 Imagination als Ressource für alte Menschen

Im Rahmen der Studie erfüllte sich die Annahme, dass imaginative Anregungen bei alten Menschen positive Emotionen hervorrufen. Dies wiederum wirkte sich wohltuend auf das Befinden aus. Anregungen zur Imagination können alten Menschen helfen, sich mit ihrem Leben auseinanderzusetzen und für sich einen positiven Abschluss zu finden.

Andererseits kann die Fähigkeit eines Menschen, sich z. B. einen Ort vorzustellen, an dem er sich wohlfühlt, durch starke Schmerzen oder Sorgen und andere Belastungen erschwert, wenn nicht unmöglich sein. Aus diesem Grund sprechen wir uns für die Notwendigkeit von Interventionen aus, die im Außen etwas verändern. Ebenso kann es notwendig sein, sich – auch qua Imagination – intensiver um das Leid zu kümmern (s. weiter unten).

Wir machten die Erfahrung, dass ältere Menschen gelegentlich über die imaginativen Anregungen und Übungen etwas ausdrücken konnten, das ihnen in Worten nicht möglich war.

Kirn, Echelmeyer und Engberding (2009) beschreiben drei Aspekte, auf denen die Wirksamkeit imaginativer Verfahren basiert, die auch für Imagination im Alter gelten:

Das Gefühl, die Bilder selbstständig steuern zu können und somit die Kontrolle zu übernehmen, einen Zugang zu sich selbst zu erlangen und imaginativ Strategien zur eigenen Stärkung zu entwickeln.

Um die Effektivität imaginativer Übungen zu erhöhen, seien eine vertrauensvolle und entspannte Atmosphäre, Ruhe, Zeit, kein Druck und das Erlernen, die Aufmerksamkeit auf sich zu lenken, sehr wichtig. Das Einbeziehen aller Sinnesmodalitäten sei ebenso ausgesprochen hilfreich.

Zudem betonen diese Autoren, dass die Auseinandersetzung mit der Wirkung der Imagination ebenso relevant sei wie die Anregung zur Imagination an sich. Auch dies wurde im Rahmen der Fallstudien bestätigt.

Wir gehen mit Lazarus (2006) davon aus, dass die eigenen inneren Bilder helfen, sich selbstbewusster und sicherer zu fühlen.

Aus psychodynamischer Sicht bewirkt die imaginative Arbeit, insbesondere, wenn sie sich auf die eigene Lebensgeschichte bezieht, vertiefte Selbstbegegnung und Selbsterkenntnis.

Zur Entstehung und Bedeutung innerer Bilder

Nach Hüther (2010) ist »das Leben immer auch ein innere Bilder generierender Prozess« (S. 43). Über das gesamte Leben werden also permanent neue Wahrnehmungen über die verschiedenen Sinneskanäle aufgenommen und im Gehirn durch synaptische Verschaltungen gespeichert. Menschen nutzten schon immer innere Bilder und Vorstellungen als Halt und Orientierung. Hüther betont, dass ein inneres Bild Sinn und Geborgenheit vermitteln sollte, damit es heilsam sein kann. Das Repertoire innerer Bilder kann dann in unbekannten Situationen als Orientierung dienen. Alte Menschen verfügen über ein sehr großes Repertoire innerer Bilder; so kann das Hervorholen verborgener, möglicherweise aus der Kindheit stammender Bilder und Vorstellungen helfen, um mit vielfältigen Veränderungen umzugehen und ein Gefühl von Geborgenheit spüren zu können.

Der Nachweis, dass sowohl nach einer tatsächlich durchgeführten als auch nach einer rein imaginativ erlebten Handlung »identische innere Vorstellungsbilder wachgerufen werden« (Hüther 2010, S. 86), bestärkt diese Überlegung. Hüther nimmt zudem an, dass eine Vorstellung immer auf einem bereits im Gehirn verankerten inneren Bild beruht. Durch wiederholtes Erleben werden die synaptischen Verschaltungen aktiviert und der Zugang zu den vorhandenen inneren Bildern leichter zugänglich. Bei sehr emotional geprägten Erlebnissen sind die Bilder aufgrund der verstärkt gebahnten Verschaltungen im Gehirn besonders gut hervorzurufen.

Es sei betont, dass es besonders entspannend und befreiend ist, ohne bestimmte Anforderungen oder Regeln Bilder zu entwickeln (Hüther 2010).

Über imaginative Anregungen wurde daher anhand der dargestellten Fallstudien versucht, ältere Menschen zu einem lockeren und zwanglosen Denken und Fantasieren anzuleiten. Die Aussage Hüthers (2010), dass innere Bilder im Zuge komplexer Veränderungsprozesse als einziger Halt betrachtet werden können, erscheint uns für die Arbeit mit alten Menschen von Bedeutung. Menschen höheren Alters sind häufig mehr als jüngere Veränderungen ausgeliefert. Der Gedanke, ihnen durch imaginative Anregungen Zugang zu ihren eigenen Sicherheit gebenden Bildern und Vorstellungen zu ermöglichen, erwies sich daher als sehr Erfolg versprechend.

Je öfter etwas imaginativ erlebt wird, desto fester werden synaptische Verschaltungen gebahnt und Bilder im Gehirn verankert. Gerald Hüther bezeichnet diese, so fest gebahnten Verschaltungen, als »Autobahnen« (2010, S. 114) im Gehirn. Aufgrund dieser Erkenntnisse wurden im Rahmen der Studie mindestens zehn, oft auch noch mehr, Einheiten imaginativer Anregungen oder Übungen durchgeführt. Ein schönes Beispiel für die Wiederentdeckung gleich mehrerer Ressourcen bietet die Begegnung mit Frau T.

Frau T. und die Entdeckung der Dankbarkeit

Frau T. ist 80 Jahre alt und wirkte gleich sehr erfreut über den Besuch. So konnte ich (L.-S. K.) schnell eine Beziehung zu ihr aufbauen, und auch die Hinführung zu den Übungen gestaltete sich unkompliziert, da sie von sich aus bereits erzählte, dass sie früher sehr aktiv gewesen, immer viel gereist sei und vieles gesehen habe. Von diesen Erlebnissen berichtete sie in den ersten zwei Besuchen. Am Ende des zweiten Besuches klagte sie jedoch darüber, jetzt kaum noch etwas unternehmen zu können. Seit einem Sturz sei sie auf einen Rollstuhl angewiesen und seit langer Zeit bettlägerig. Hier erzählte ich ihr von der Möglichkeit, sich die Reisen und Bilder genau vorzustellen oder auch in der Vorstellung neue Orte zu bereisen und so möglicherweise auf diesem Weg etwas Schönes erleben zu können. Ich erläuterte ihr, inwieweit sich derartige Vorstellungen auf Prozesse im Körper auswirken können. Sie schien sich sehr dafür zu interessieren, weshalb ich noch detaillierter die derzeit von den Wissenschaftlern angenommene Wirkung von Imagination und Vorstellungsarbeit erklärte.

Wenn sie Lust habe, könne ich mit ihr eine Übung machen, durch welche solche imaginativen Vorstellungen angeregt werden könnten. Nachdem sie sofort zustimmte, stellte ich ihr die Übung des »Inneren sicheren Ortes« und die Übung »Gepäck ablegen« vor. Sie wählte die Übung »Gepäck ablegen«, da sie Wanderungen so gerne habe. Die Einschätzung des Schmerzerlebens, welche Bestandteil meiner Studie war, fiel ihr schwer, da sie keine akuten Schmerzen habe. Sie habe eher einen Schmerz am Herzen, da sie seit ihrem Unfall nicht mehr gehen könne, und zu sehen, wie andere Menschen durch den Park laufen und aktiv seien, breche ihr das Herz. Nach der Übung wirkte sie noch sehr verträumt, erzählte aber ausführlich von ihrer Wanderung, der Steigung, dem Plateau und der Aussicht. So eine Wanderung sei ja anstrengend, aber sie habe dann etwas aus dem Rucksack getan, und dann sei es besser gewesen. Zudem sei ihr Mann mitgewandert, und zu zweit sei ja alles zu schaffen. Nach einem längeren Gespräch, das über die Beschreibung ihrer Wahrnehmungen der Übung hinausging, berichtete sie erfüllt von weiteren Wanderungen. Auch bei ihr versuchte ich, manche Bilder festzuhalten, indem ich näher nachfragte.

Bereits nach der ersten Durchführung der Übung äußerte sie, das Gefühl zu haben, den ganzen Tag unterwegs gewesen zu sein. Es sei so erfrischend gewesen, dass sie sich richtig erholt fühle.

Auch die weiteren Durchführungen verliefen ähnlich. Sie erzählte jedes Mal von Wanderungen, schien in ihre Vorstellungen versunken und äußerte mehrfach, am liebsten stundenlang so eine Übung machen zu wollen. Aus diesem Grund gab ich ihr immer mehr Anregungen, wie sie sich eigenständig schöne Bilder und Vorstellungen hervorrufen könne.

Interessant war, dass sie in der letzten Einheit erzählte, jedes Mal ihren Kummer aus dem Rucksack getan zu haben. Er sei immer wieder von allein zurück in den Rucksack gelangt. Ich fragte daraufhin, ob es gutgetan habe, den Kummer für einige Zeit abzulegen. Ja, das sei schon gut gewesen, gab sie zur Antwort. Ich fragte daher weiter, ob sie den Kummer gerne mal in der Vorstellung in einen Tresor packen möchte, für welchen nur sie den Schlüssel habe. Diese Idee schien ihr zu gefallen, und so führte ich anschließend mit ihrem Einverständnis die »Tresorübung« durch.

Ebenso bestärkte ich sie darin anzuerkennen, wie mutig sie bisher mit ihrem Kummer umgegangen sei. Sich trotz so vieler Sorgen eine derartig positive und liebenswerte Art zu erhalten, sei absolut bewundernswert. Sie spielte diese Anerkennung zwar herunter und sagte, es müsse ja eben weitergehen, ihr bliebe ja nichts anderes übrig, doch sie schien sich trotzdem zu freuen.

Im Abschlussinterview geschah dann etwas sehr Erstaunliches. Sie erzählte, noch oft an die Übung und dadurch an ihre Wanderungen gedacht zu haben, häufig habe sie auch den Kummer versucht wegzupacken. Aber sie habe sich auch gedacht, dass sie doch Glück habe. Wenn auch ihr Kopf nicht mehr funktionieren würde, dann könnte sie sich noch nicht mal vorstellen, etwas zu unternehmen. Also sei der Kummer kleiner geworden.

Ich betonte, welch große Fähigkeit es sei, solch eine Haltung einzunehmen. Dankbarkeit empfinden zu können sei eine wichtige Ressource. Offenbar konnte sie aus den Vorstellungen so viel Kraft ziehen, dass der Kummer für sie noch besser zu bewältigen war.

Obwohl Frau T. unter Kummer und massiven körperlichen Einschränkungen litt, ebenso unter ihrer Bedürftigkeit und Abhängigkeit sowie unter einem Mangel an Aktivitäten und an Schwierigkeiten, den Kummer und die Sorgen auszudrücken, sich das »Jammern« zu erlauben und schwach sein zu dürfen, gelang es, eine ganze Reihe von Ressourcen durch die Übungen deutlich werden zu lassen und zu aktivieren: Ausdauer, Anpassungsfähigkeit, Kontaktfreude, Offenheit, Kreativität, Freude an der Natur und an ihren Mitmenschen, Auffassungsgabe und Vorstellungskraft und vor allem die Fähigkeit, Dankbarkeit zu empfinden.

7.3 Mögliche Schwierigkeiten bei der Arbeit mit alten Menschen

7.3.1 Die »kommunikative Barriere«

Nach Peters (2006, S. 97) gibt es vier Barrieren, die die Beziehung zwischen einem älteren Menschen und einem jüngeren Therapeuten beeinflussen können. Wir nennen diese Barrieren, werden aber auch differenzierte Betrachtungen vorschlagen, da wir der Ansicht sind, dass in den Begegnungen zwischen Jung und Alt auch große Möglichkeiten liegen, wir selbst sind dafür ein lebender und wie wir meinen lebendiger Beweis.

Wir wollen die Bedenken von Peters nicht vom Tisch wischen, nicht zuletzt deshalb, weil es alte Menschen gibt, die sich ein Leben lang immer mehr verschlossen haben, jedoch halten wir es für wichtig, dass eine Begegnung zwischen Jung und Alt nicht grundsätzlich und womöglich ausschließlich unter dem Aspekt von Schwierigkeiten gesehen werden sollte. Vielmehr sind der intergenerative Austausch, die Auseinandersetzung mit dem Gegenüber essenzielle Voraussetzung für ein gelingendes Altern – auch der (heute) »Jungen«.

Als Erstes betont Peters die »emotionale Barriere«, welche auf Generationsunterschieden basiere und zu Gefühlen wie Scham und Misstrauen führen könne. Dies hat sich bei den Interviews sehr stark bei Herrn L. und Frau U. gezeigt. Ebenso gut ist es aber möglich, dass der junge Mensch neugierig ist auf die Erfahrungen des älteren und umgekehrt, sodass die Begegnung für beide eine Bereicherung darstellen kann. Durch das Kennenlernen und die Vertrauensbildung im Prozess konnten sich Herr L. wie auch Frau U. nach einigen Begegnungen öffnen und sogar von ihren schmerzlichen Gefühlen sprechen.

Unter der als »Kommunikative Barriere« bezeichneten Schwierigkeit versteht Peters die Tatsache, dass Kommunikation bevorzugt unter Gleichaltrigen stattfinde und es daher eher befremdlich sei, mit Personen anderer Generationen kommunikative Beziehungen einzugehen. Dieser Sicht halten wir entgegen, dass man heute gut beobachten kann, dass junge Leute vor allem den Austausch mit den Großeltern und der Großelterngeneration schätzen, sodass die Begegnungen zwischen Menschen der Enkel- und Großelterngeneration durchaus fruchtbar sein können. Schwierig ist eher die Begegnung mit der Elterngeneration. Die sehr gelungenen Interviews von Lena-Sophie Kindermann mit den alten Menschen scheinen uns ein weiterer Beweis dafür, dass diese Kommunikation gelingen kann. Allerdings sollte dabei nicht übersehen werden, dass jüngere Menschen den alten mit großem Respekt und Wertschätzung begegnen sollten und umgekehrt. Wir wissen, dass das nicht immer leicht ist und dass dafür sehr viel Offenheit und Neugier nötig sind. Dies sind nach unserem Verständnis die Türöffner für eine Begegnung.

Auch die »generationsbezogene Barriere« hebt die Differenzen bezüglich der persönlichen Geschichte und Erfahrungen hervor (Peters 2006). Hierbei zeigen sich generationsspezifische Identifikationen mit Werten, Verhaltensweisen, Gewohnheiten und Bedürfnissen, die eine Abgrenzung zu anderen Generationen bedingen. Auch hier kommt es auf den interessierten Blick vor allem der Jüngeren an, da ja eine solche Begegnung stets auch bereichernd sein kann.

Peters weist auf Unterschiede verbaler und nonverbaler Kommunikation hin, die zu kennen hilfreich sein kann: Im Zuge des Alters nehme das »Ausdrucksverhalten« (a. a. O., S. 103) bei älteren Menschen ab, wodurch die Gefühlslagen anhand der Gesichtszüge schwieriger zu interpretieren seien. Zudem könne eine Verlangsamung des Blicks und der Sprache zu einer falschen Wahrnehmung von Emotionen führen. Hinzu komme die Art und Weise, wie umfangreich und häufig für Jüngere scheinbar diffus ältere Menschen erzählen. Hier braucht es von beiden Seiten viel Geduld, um sich auf unterschiedliche Kommunikationsweisen einlassen zu können.

Peters befürchtet, dass sich die jüngeren Gesprächspartner »überangepasst« verhalten könnten (a.a.O., S. 108), während die älteren Menschen dagegen eher unterangepasst seien. Peters geht davon aus, dass durch diesen gegenseitigen Anpassungsdruck Distanz aufgebaut wird. Wir meinen, dass man solche Aussagen nicht generalisieren sollte, es aber nützlich sein kann, um solche Dynamiken zu wissen. Es könnte auch helfen, sich bewusst zu machen, dass es in der Tat erhebliche Unterschiede in den Erfahrungen der heute Alten im Umgang mit alten Menschen zu der Zeit, als sie selbst jung waren, gibt, wenn man diese Art des Umgehensollens mit dem vergleicht, was junge Menschen in den letzten zwei bis drei Jahrzehnten gelernt haben. Respekt vor dem Alter wurde früher sicher mehr betont, als das heute der Fall ist. Es ist sogar zu befürchten, dass wir in den letzten Jahrzehnten eher die Respektlosigkeit vor dem Alter eingeübt haben. Um einen Austausch auf Augenhöhe zu ermöglichen, braucht es Erfahrungs- und Begegnungsräume. Nur in der Begegnung im Alltag kann der intergenerationelle Austausch erlernt, mögliche Vorurteile und Barrieren überwunden und eventuelle Spannungen zwischen Jung und Alt abgebaut werden (Bubolz-Lutz et al. 2010).

Wenn ältere Menschen ihr Leid, ihre schrecklichen Erfahrungen und ihre Sorgen thematisieren, um der Gefahr zu entgehen, ihre Identität zu verlieren, kann das dazu führen, dass die Jüngeren sich mit der fremden Identität und den furchtbaren Erlebnissen so stark identifikatorisch auseinandersetzen, dass sie dadurch unbewusst ihre eigene Identität zu verlieren scheinen (Peters 2006, S. 111). Eine solche Dynamik kann sich, insbesondere wenn sie nicht erkannt wird, erschwerend auf die Beziehung auswirken. Diese Phänomene werden in der Psychotraumatologie unter der Bezeichnung »sekundäre oder stellvertretende Traumatisierung« untersucht. Eine Lösung sind die Schulung in der achtsamen Wahrnehmung solcher Prozesse und die Unterscheidung zwischen Mitleiden und Mitfühlen (Reddemann 2011).

Peters (a.a.O.) weist auch darauf hin, dass alte Menschen sich aufgrund der Erfahrung von körperlichen und mentalen Einschränkungen mit ihrer Selbstwertregulation schwerer tun können. Das »Ich-Ideal« kann unter Anpassungsdruck geraten, welcher in der Übertragung zu spüren sein kann. Es kann sich eine »Diskrepanz zwischen Ich und Ich-Ideal« einstellen, daraus kann ein Gefühl von Scham, welches in der Beziehung eine dominante Stellung einnehmen kann, resultieren. Auf der anderen Seite kann in solchen Situationen eine wertschätzende und mitfühlende Haltung der begleitenden Person den Einschränkungen gegenüber besonders hilfreich sein. Dazu sollten sich auch junge Menschen mit Themen wie an Grenzen stoßen, scheitern, nicht alles beherrschen können beizeiten auseinandersetzen. Wir gehen sogar so weit zu behaupten, dass für manche jüngere Menschen der Reiz in der Begleitung alter Menschen darin liegen kann, sich mit solchen Themen auseinandersetzen zu können und sich im Austausch mit Älteren neue Erfahrungsräume zu erschließen. Denn auch junge Menschen wissen – wenn auch nicht immer bewusst –, dass diese Themen zur condition humaine gehören!

Forstmeier und Maercker meinen, dass es ein therapeutisches Ziel sein sollte, vorherrschende negative innere Haltungen in eine »akzeptierende Einstellung« (2008, S. 54) zu überführen. Sie verweisen hierbei auf Methoden wie »kognitive Restrukturierung, die Verwendung von Metaphern, lösungsorientierte Fragen«.

Im Rahmen der hier vorgestellten Fallstudien wurde aufgrund der ressourcenorientierten Haltung zwar ebenfalls kognitiv vorgegangen, jedoch mit dem Ziel, die bereits vorhandenen Fähigkeiten zu erkennen und zu verstärken. So wurde in den Gesprächen, imaginativen Anregungen und Übungen versucht, die alten Menschen zu ermutigen, sich ihre **bereits vorhandenen Stärken** intensiv vor Augen zu führen, diese für sich wertzuschätzen und verstärkt zu nutzen. Alte Menschen fühlen sich so durch das bewusste Spüren ihrer Ressourcen und das Erleben positiver Gefühle gestärkt. Darüber hinaus halten wir es für günstig, wenn Therapieziele vor allem von den Patienten gewünscht werden und von der Therapeutin unterstützt. Nicht alle Menschen streben Akzeptanz an. Es gibt Menschen, für die es fast bis zur letzten Minute wesentlich zu sein scheint zu kämpfen (s. Frau W., Frau S., Frau A., Herr L.). Sie akzeptieren weder ihre Einschränkungen noch den Tod, aber es tut ihnen gut, wenn man sie genau damit akzeptiert.

Der Austausch zwischen der Enkelgeneration und der Großelterngeneration kann eine große Bereicherung darstellen und wird häufig auch so erlebt, selbst wenn jeder Mensch von Geburt an eine Fülle innerer Bilder und Vorstellungen von sich und der Welt, die ihn in seinen Handlungen, Gefühlen und Werten beeinflussen, besitzt und große Unterschiede zwischen den Generationen bestehen (Hüther 2010). Jedoch sind ja Bilder vom Selbst und der Welt durch die Begegnung mit anderen veränderbar, und darin sehen wir eine Chance.

Generationsspezifische, persönliche innere Bilder können prägend sein, sodass im Gespräch unterschiedliche innere Bilder aktiviert werden und daher bei dem Versuch, auf eine gemeinsame Beziehungsebene zu gelangen, Differenzen aufkommen können. Solche Schwierigkeiten können aber ohnehin in jeder Therapie zutage treten und scheinen uns nicht unbedingt ein Spezifikum in der Arbeit mit Alten sein zu müssen.

Neuere Forschungen (Benedetti 2011; Wampold 2010) zeigen, dass eine therapeutische Beziehung umso besser gelingt, je mehr der Patient hofft und der Arzt warmherzig sein kann. Und gerade dies scheint zwischen jungen und alten Gesprächspartnern recht gut zu gelingen – auch wenn dies selbstverständlich nicht immer der Fall ist und sein kann.

Durch die gezielte Anregung der TeilnehmerInnen, ihre Gefühle zu benennen und einzustufen, und auch durch die Reflexion in den Gesprächen nach der imaginativen Anregung oder Übung war es ihnen möglich, emotionales Erleben genauer wahrzunehmen und zu benennen.

Forstmeier und Maercker empfehlen neben der genauen Wahrnehmung der Emotionen auch »Übungen, die mit der Wahrnehmung von Körperempfindungen beginnen und zur Wahrnehmung von Emotionen führen« (2008, S. 57). Es ist jedoch für ältere Menschen mit chronischen Schmerzen nicht immer wohltuend, sich intensiver auf ihren Körper und damit ihr Schmerzempfinden zu konzentrieren. Die weniger bewusste Wahrnehmung kann auch als Schutzfunktion gewürdigt und akzeptiert werden.

Ausgehend von unserem Ansatz empfehlen wir daher ergänzend das Wahrnehmen aller Organe, die noch und immer wieder Freude vermitteln, selbst wenn dieses Erleben nicht mehr so intensiv erfahren werden kann wie früher.

In der Begleitung und Arbeit mit alten Menschen ist es hilfreich, um mögliche Schwierigkeiten zu wissen. Andererseits halten wir es für wichtig, eine grundsätzlich ausgewogene Haltung gegenüber Problemen und Ressourcen einzunehmen. Weder ist es sinnvoll, jemand zu drängen, sich auf Ressourcen einzulassen, wenn dieser Mensch das ablehnt (s. Frau U., S. 33, Frau O., S. 83), noch ausschließlich auf Probleme zu fokussieren, sondern mit Einverständnis der KlientInnen bzw. PatientInnen konsequent nach ressourcenvollen Elementen im Lebenslauf zu forschen und Entwicklungspotenziale für das Alters-Selbstbild, die eigene Identität im Alter nicht aus dem Blick zu verlieren.

Geistig-seelisches Wachstum findet über den ganzen Lebensverlauf statt! Wenn jüngere Menschen in älteren und diese selbst nur noch das »Wenigerwerden« wahrnehmen, ist das der Beziehung genauso wenig dienlich, wie wenn der alte Mensch überfordert wird. Genaues, respektvolles Hinsehen scheint uns ein gangbarer Weg.

Es kommt nach unserer Vorstellung auch in der Begegnung mit alten Menschen auf das Menschenbild der Therapeutin, des Therapeuten entscheidend an. Unser Menschenbild beinhaltet, dass jeder Mensch in sich einen heilen Kern besitzt, auf den wir uns in der Therapie beziehen können.

Wir wissen aber, dass es – wie in jeder Psychotherapie – unüberwindlich erscheinende Hürden geben kann. Auf solche wollen wir im Folgenden eingehen.

7.3.2 Erschwerte Bedingungen in der praktischen Arbeit

In Gesprächen mit Pflegenden wird mir (L. R.) immer wieder entgegengehalten, dass man Imaginationen mit körperlich sehr kranken oder dementen Menschen nicht machen könne. Die Erfahrungen mit den hier vorliegenden Fallstudien sehen anders aus, wenngleich natürlich bei dieser Gruppe von Alten nicht das erwartet werden kann, was bei gesünderen und stabileren Alten noch möglich ist, daher hier einige Beispiele:

Frau O.: Das Alter ist nur schlimm

Die folgende Darstellung soll verdeutlichen, wie wichtig es war, den TeilnehmerInnen zu folgen und deren Material aufzugreifen, auch deren direkte Ablehnung zu respektieren, ohne gänzlich aufzugeben.

Frau O. ist 83 Jahre alt. Zum Zeitpunkt der Gespräche fühlt sich Frau O. sehr krank, sie sei sehr schwach, müde und antriebslos. Das Alter erlebe sie überwiegend als Qual, und auch in ihrem bisherigen Leben habe sie sehr viele Krisen erlebt. Bei der Bewältigung von schwierigen Lebenssituationen habe ihr am meisten geholfen, dass es eben immer weitergehen müsse. In schwierigen Situationen helfe ihr die Zeit. Woher sie ihre Kraft nehme, konnte sie nicht sagen. Ihre Art und Weise, Probleme zu lösen, habe sie sich selbst erarbeitet. Anderen könne sie keinen Rat geben, das müsse man erst selbst erleben. Das Alter sei schlimm, weshalb sie nicht gerne so alt sei, wie sie ist.

Frau O. zeigte sich sehr glücklich über den Besuch, machte jedoch direkt deutlich, dass ihr Leben nur noch schlimm sei. Sie wisse nicht, was man noch mit ihr anfangen könne. Das Alter sei furchtbar.

Frau O. schien sehr unter Einsamkeit zu leiden und äußerte, nur wenig Freude in ihrem Alltag empfinden zu können. Ich nahm vor allem ein dominierendes Gefühl von Traurigkeit wahr und sprach ihr mein Mitgefühl aus.

Direkt mit der Übung zu beginnen schien schwierig, weshalb ich sie erst einmal nach einem jetzigen schönen Erlebnis fragte. Auf diese Frage reagierte sie jedoch sofort mit Abwehr: »Kommen Sie mal in mein Alter, es gibt ja nichts Schönes, was soll es denn geben, also das hätte ich früher auch nicht gedacht.«

Ohne diese Aussage infrage zu stellen, fragte ich sie stattdessen, ob es aus der von ihr erwähnten früheren Zeit Erlebnisse gebe, an die sie sich gerne erinnere. Daraufhin begann sie sehr detailliert und anschaulich von ihrem Bauernhof zu erzählen, auf dem sie eigentlich täglich Schönes erlebt habe. Diese Erzählungen füllten die nächsten zwei Besuche. Sie wirkte danach sehr zufrieden.

»Wissen Sie, das war jetzt schön, ich habe so lange nicht mehr daran gedacht, aber es war ja so schön, ich habe doch wirklich Schönes dort erlebt.«

Am Ende bat sie von sich aus um einen weiteren Besuch.

Beim nächsten Mal fragte ich, ob es für sie einen Ort gebe, an dem sie sich wohl und geborgen fühlen könne. Auch wenn ich bei dieser Frage bereits an ihren Hof gedacht hatte, war es mir wichtig, die Frage offen zu formulieren. Frau O. nannte wie vermutet ihren Bauernhof, und mithilfe weniger Anregungen beschrieb sie ihn nochmals in aller Ausführlichkeit. Während der Erzählungen leuchteten ihre Augen regelrecht auf, und es war ein leicht verschmitztes Lächeln auf ihrem Gesicht zu erkennen. Danach erkundigte ich mich, wie es ihr dabei gehe, ihren Hof so genau zu beschreiben. Das sei nur schön, antwortete sie direkt. Für das nächste Mal integrierte ich daher ihr Bild des Hofes in die Übung des »Inneren sicheren Ortes«. Nachdem Frau O. Interesse gezeigt hatte, sich auf eine Übung einzulassen, führte ich diese mit ihr durch. Sie schien es sehr zu genießen und sich danach »so leicht und wohl« zu fühlen, dass ich die Übung in dieser Form insgesamt 10 Mal mit ihr durchführte. Nach den Übungen sprachen wir länger über ihre Bilder, was Frau O. sichtlich genoss. Durch die Übung schien sie nicht nur an den Ort erinnert zu werden, an dem sie sich immer glücklich gefühlt hatte, sondern auch an Erlebnisse, die sie mit dem Hof assoziierte. So kam es, dass sie nach den Übungen viel erzählte, obwohl sie dies ganz zu Beginn vehement abgelehnt hatte.

Herr L.: Hilfsbereit und skeptisch

Herr L. ist 81 Jahre alt. Er lebt im eigenen Haus, wird jedoch von einer Pflegekraft unterstützt. Er hat Kinder und Enkel. Er äußert, das Alter bisher gut bewältigt zu haben, fühle sich aber derzeit aufgrund einer schweren Erkrankung sehr schwach. Jedoch meinte er: »Ich hadere nicht mit den Dingen, die auf mich zukommen, ich denke mir, dass das alles irgendwie Schicksal, Fügung oder so etwas ist, also gerade so vorgesehen. Und ich finde, dass die Kraft für die Überlegung, warum etwas so ist, gekommen ist, Verschwendung ist und sollte lieber eingesetzt werden, um nach vorne zu schauen.«

Er erlebe das Altern mehrheitlich als Herausforderung, habe in seinem Leben viele Krisen mitgemacht, der Rat von anderen und die Familie gebe ihm Kraft. Bezüglich der Art und Weise, Probleme zu lösen, habe er sich nichts erarbeitet, es sei ihm einfach gegeben und seine Eltern seien ihm ein Vorbild gewesen, da sie nie gejammert hätten. Der Gedanke, dass es immer weitergehen muss, und der Wille, nicht aufzugeben, geben ihm Kraft. Seine Familie erlebe er als Stütze.

Der Kontaktaufbau zu Herrn L. erschien anfangs sehr leicht, da Herr L. sehr offen, gesprächig, mitteilsam und interessiert war. Er war aufgrund seiner schweren Erkrankung sehr geschwächt, wollte jedoch kräftig und fit wirken. Er äußerte, sehr gerne bei meiner Forschungsarbeit behilflich sein zu wollen. Dass die Übung auch ihm nützen könnte, zog er nicht in Betracht. Das Gefühl, eine bedeutsame Unterstützung zu sein, schien ihm aber sehr wichtig zu sein. Die ersten Gespräche machten uns bereits viel Freude, und ich vermittelte Herrn L., wie interessant die Unterhaltungen mit ihm seien, wie viel ich dabei lernen könne und dass er mir eine große Hilfe sei. Ihm tat diese Anerkennung offensichtlich gut, und er schien es zu genießen. Herr L. öffnete sich von Besuch zu Besuch immer mehr und berichtete von seinen Sorgen bezüglich seiner Krankheit, von seinem großen Kummer, so schwach und für nichts mehr gut zu sein. Es wurde deutlich, dass er an seine Grenzen stieß und sich häufig gekränkt fühlte. Aufgrund seines Strebens, in keinem Fall als kränklich betrachtet zu werden, legte ich den Fokus daher auf seine ausgeprägten kognitiven Fähigkeiten und betonte, wie fit er wirke und wie gut sein Gedächtnis funktioniere.

Da Herr L. zu Beginn große Skepsis bezüglich der Übungen gezeigt hatte, erschien es mir wichtig, zuerst das Vertrauen weiter aufzubauen und ihn behutsam an die Übung heranzuführen. Ich wünschte mir, dass er an den Punkt käme, die Übung für sich als nützlich zu betrachten, beziehungsweise das *eigene Interesse zu entwickeln, die Übung auszuprobieren*. Es war mein Eindruck, dass er durchaus erkannte, welche Wirkung die Gespräche bei ihm erzielten, aber dennoch skeptisch blieb. So betonte er einerseits, wie interessant die Gespräche seien, dennoch schien es ihm schwerzufallen, dies allzu deutlich zu zeigen. Beim vierten Besuch hatte Herr L. starke Schmerzen, und es war offensichtlich nicht der geeignete Zeitpunkt, um mit der Einführung der Übung zu beginnen. Nachdem ich Herrn L. beim fünften Besuch die imaginativen Übungen näher erklärt hatte, zeigte er Interesse, diese selbst auszuprobieren. Er betonte jedoch weiterhin, dass er dies gerne tue, um einen Beitrag zu der Forschungsarbeit zu leisten. Zudem war spürbar, dass nun für ihn der Rahmen vertraut genug war. Er habe so eine Übung noch nie gemacht und sei gespannt. Er wolle nur noch betonen, dass er ein sehr kontrollierter Mann sei. Die Skepsis war also weiterhin zu spüren, und ich sah es als großen Vertrauensbeweis an, dass er sich auf die Übung einließ. Herr L. entschied sich für die Übung des Gepäckablegens. Bereits in den vorherigen Gesprächen waren seine Sorgen häufiges Thema gewesen. Meine Überlegung war, dass er durch die Übungen einen Weg finden könnte, seine Sorgen vielleicht für kurze Zeit fallen zu lassen. Ebenso konnte ich ihn durch die Übung auf eine weitere Ressource aufmerksam machen. Meinen Beobachtungen zufolge und der Art und Weise, wie anschaulich und ausschmückend Herr L. erzählte, verfügte er über eine große Vorstellungsgabe. Kognitiv zeigte sich Herr L. als sehr präsent. Ich machte ihn auf seine Fähigkeit, so schön erzählen zu können, aufmerksam. Es mache viel Spaß, ihm zuzuhören. Er schien das gerne zu hören und berichtete, wie er sich schon als Kind Geschichten ausgedacht und seine Mutter immer seine merkwürdige Fantasie betont habe. Die Übung schien in Herrn L. etwas gelöst zu haben. Er wirkte schon nach der ersten Durchführung wesentlich befreiter, die Gesichtszüge waren entspannter. Humorvoll beschrieb er, wie er die Wanderung wahrgenommen hatte.

Beim Abschied bestand er darauf, einen neuen Termin zu vereinbaren. Den Gesprächen zufolge litt Herr L. unter der Sorge vor Nebenwirkungen der Chemotherapie, dem Gefühl, nichts mehr leisten zu können, zu versagen und für nichts mehr gut zu sein, er schäme sich, so schwach und daher auf fremde Unterstützung angewiesen zu sein. Seine Familie solle das aber nicht hören, damit sie sich nicht unnötig sorge. Er hob mehrfach hervor, immer allein nach Lösungen für Probleme zu suchen, er greife selten auf andere zurück. Im Verlauf der Gespräche zeigte sich, wie sehr Herr L. darunter zu leiden schien, sich nicht gebraucht zu fühlen. Er sehe für sich keinen Sinn mehr. Mein Eindruck war jedoch, dass er über die ressourcenorientierten Gespräche auf Fähigkeiten hingewiesen wurde, die ihm nicht mehr bewusst gewesen waren. Dies schien seinen Selbstwert ein wenig zu stärken und ihm Energie zu geben. Gleichzeitig führte dieser Aufbau des eigenen Wertes zu einer weiteren Verbesserung der Beziehung. Bei den nächsten Besuchen verstärkte sich das Vertrauen weiter, und er wurde in den Nachbesprechungen der Übung immer persönlicher.

Interessant war, dass er in den Berichten nach der ersten Durchführung meist die dritte Person verwendete. Nur sehr selten beschrieb er das Erlebte in der Ich-Form. Ich ging davon aus, dass er möglicherweise noch Distanz wahren wollte, was ich respektierte. Durch jede weitere Durchführung wurde aber die Bindung enger, was sich vor allem in der Art seiner Erzählungen widerspiegelte. Obwohl für Herrn L. die Durchführung der Übung und die anschließenden Gespräche anfangs noch sehr mit Scham besetzt schienen, ließ er sich immer mehr darauf ein und berichtete von Mal zu Mal häufiger in der Ich-Form. Es machte mir große Freude zu beobachten und zu verfolgen, wie er gelöster und freier wurde. Es ist gut möglich, dass sich meine eigene Freude auf Herrn L. übertrug und ihn zusätzlich bestärkte und motivierte. Seine Erinnerungen an positive Erlebnisse können auch Wohlfühlerfahrungen ausgelöst haben, die den Prozess der Freude verstärkten. So hatte er nach den Übungen immer mehr Assoziationen an die Kindheit. Nach wie vor sprach er zwar nicht über das Gepäck, das er mit sich trug, er erwähnte jedoch seine Angst vor einer steigenden Abhängigkeit. Das Vertrauen, das er mir hierdurch entgegenbrachte, löste in mir das Bedürfnis aus, ihm im Umgang mit der Angst Unterstützung zu geben und weiterhin die Übung mit ihm zu machen. Nach der achten Durchführung der Übung war es mir aufgrund der entstandenen Bindung noch nicht möglich, die Besuche zu beenden. Wie auch bei den anderen TeilnehmerInnen zeigte sich, wie schwer es beiderseits ist, eine so vertraute Bindung wieder zu lösen. Ich entschied mich daher dafür, Herrn L. weiterhin zu besuchen und auch die Übung weiter durchzuführen. Die im Laufe der Gespräche spürbaren Probleme bezüglich seiner Identität und seines Selbstwertes, mit denen sich Herr L. zu quälen schien, hatten sich offenbar etwas gelöst. Ich vermute, dass hierbei die Tatsache, mich durch seine Teilnahme an der Studie unterstützen zu können, eine Rolle spielte, aber auch die intensive Auseinandersetzung und bewusste Wahrnehmung seiner Sorgen und seines Körpers könnten dazu beigetragen haben. Während der Übung konnte er sich »von dem Lärm des Lebens« lösen und sich mal »komplett auf eine Sache konzentrieren«. Um weiterhin die Loslösung zu erleichtern, wurden die Besuche kürzer und die Abstände vergrößert. Herr L. berichtete, dass er die Wanderung inzwischen eigenständig mache, weshalb ich bei dem letzten Besuch die Übung nicht mehr durchführte, sondern mich ausführlich mit ihm über die erlebte Wanderung unterhielt.

Herr L. konnte sich folgender Ressourcen bewusster werden: ausgeprägte Vorstellungsgabe, die Fähigkeit, in sich zu gehen, ein sehr großer Erfahrungsreichtum, ein ausgeprägter Überlebenswille und Kampfgeist, Autonomie und Selbstständigkeit, kognitive Kompetenzen, hohes Verantwortungsgefühl, Sinn für Natur, Musik, Politik, die Fähigkeit, anschaulich zu erzählen, sich offen, kontaktfreudig, gesprächig, gesellig und humorvoll zu verhalten. Dabei halfen ihm die ohne Druck angebotenen Imaginationen, sodass es ihm möglich war, bei folgenden Problemen und Sorgen Hilfe zu erfahren: nutzlos zu sein, körperlich nichts mehr leisten zu können, abhängig zu sein und ein damit einhergehendes Identitätsproblem. Auch dass es für ihn schwierig war, Hilfe zu suchen und anzunehmen, ohne dabei Sorge um die eigene Würde haben zu müssen, war ein wichtiges Thema. Angst vor dem Tod und der eigenen Schwäche klangen an, und unterschwellig wirkte es, als würde sich Herr L. verabschieden. Durch die Entdeckung seiner Fähigkeiten und Stärken konnte er seine Skepsis zeitweise hintanstellen und sich neue Erfahrungen erlauben.

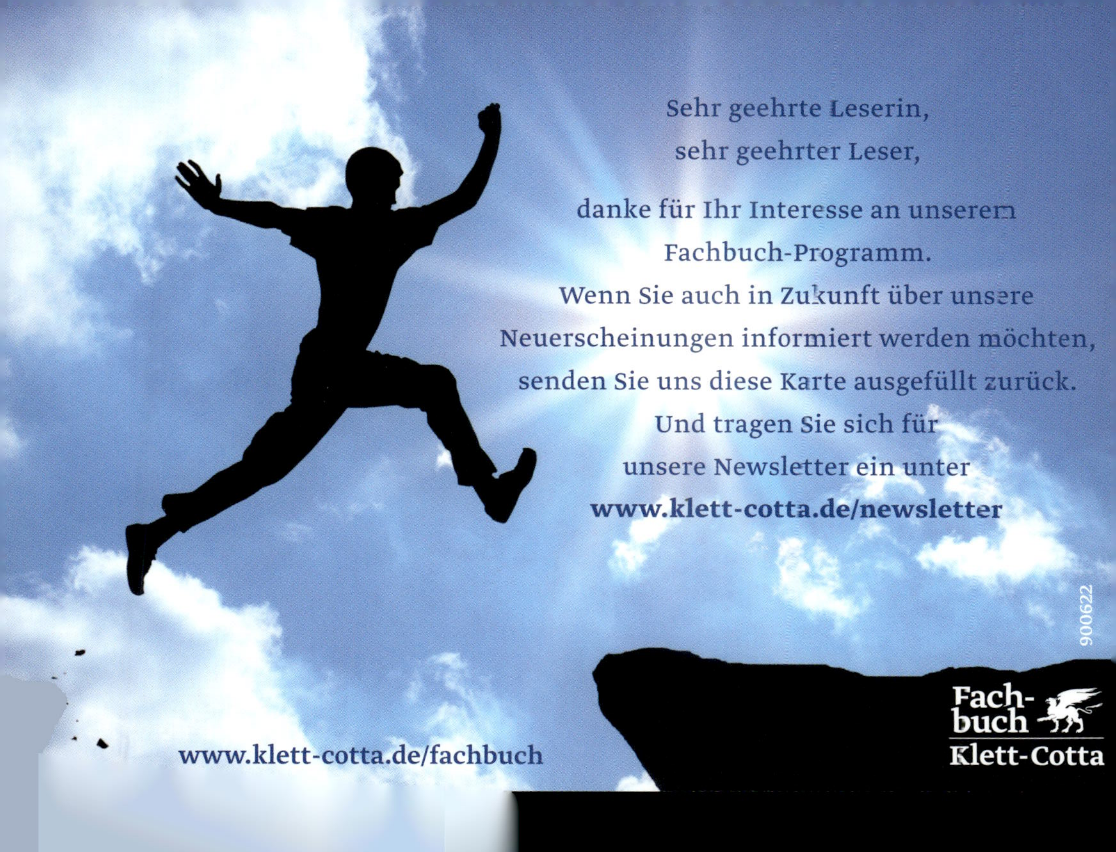
Sehr geehrte Leserin,
sehr geehrter Leser,
danke für Ihr Interesse an unserem Fachbuch-Programm.
Wenn Sie auch in Zukunft über unsere Neuerscheinungen informiert werden möchten, senden Sie uns diese Karte ausgefüllt zurück.
Und tragen Sie sich für unsere Newsletter ein unter
www.klett-cotta.de/newsletter
www.klett-cotta.de/fachbuch
900622
Fachbuch Klett-Cotta

Absender:

Vorname, Name

Straße

PLZ, Ort

☐ Bitte senden Sie mir per Post Informationen zu den angekreuzten Themen.

☐ Bitte senden Sie mir per Mail Ihre Newsletter zu den angekreuzten Themen.

☐ Literatur ☐ Sachbuch ☐ Psychologie

@

E-Mail

Mit der Rücksendung dieser Karte erkläre ich mich damit einverstanden, dass ich in Ihre Informationsdatei aufgenommen werde. Meine Daten dürfen nicht an Dritte weitergegeben werden.

Bitte freimachen, falls Marke zur Hand.

Antwort

Verlag Klett-Cotta
Leser-Service
Postfach 10 60 16

70049 Stuttgart

Herr N. – »Ein Mann der Taten« (also eher nicht der Imagination?)

Herr N. ist 79 Jahre alt. Er wird von einem ambulanten Pflegedienst betreut und berichtet, sich bis auf sein krankes Herz noch sehr fit zu fühlen. Er könne nur leider nicht mehr so wie früher. Er sei immer sehr sportlich gewesen und habe nie einen Tag nur zu Hause verbracht. Jetzt sei das anders, es gebe Tage, da liege er nur im Bett. Das sei ganz furchtbar, aber er könne nichts dagegen tun. Darunter leide er sehr, da er »kein Mann der Worte, sondern ein Mann der Taten« gewesen sei. Er habe schon viel erlebt in seinem Leben. Es seien auch viele Krisen dabei gewesen, aber die habe er alle durchgestanden. Die Kraft sei ihm gegeben. Er habe sich nie Gedanken darüber gemacht, sondern immer alle Schwierigkeiten angepackt. Das sei das Einzige, was man tun könne. Jammern helfe nichts.

Beim ersten Besuch wirkte Herr N. sehr müde und schwach, gleichzeitig schien er aber sehr offen und regelrecht begierig, seine Geschichten zu erzählen und ein wenig abgelenkt zu werden. Der Eindruck entstand, dass in ihm Energien steckten, die er aufgrund seines schwachen Herzens nicht ausleben konnte, die jedoch trotzdem wirksam waren. Er äußerte bereits im ersten Gespräch immer wieder den Wunsch, etwas zu erleben und aus seinem Bett rauszukommen. Im nächsten Moment musste er sich jedoch eingestehen, dass seine Wünsche real nicht umzusetzen sind. Herr N. wirkte kognitiv sehr fit, weshalb er seine Situation so genau wahrnahm. Ich betonte, dass sein Kummer absolut verständlich sei. Um ihn etwas abzulenken, fragte ich nach schönen Erlebnissen. Ob er von einer seiner vielen Unternehmungen erzählen möchte, er habe bisher schon so anschaulich berichtet, weshalb es schön wäre, noch mehr solcher Geschichten zu hören. Er äußerte, schon immer in seiner Familie der »Redner« gewesen zu sein. Leider habe er selbst keine Enkel, sonst könnte er denen viel mitgeben. In dem weiteren Gespräch erzählte er von einer großen Wanderung von Hamburg bis nach Frankfurt. Hierbei fragte ich immer wieder nach und leitete ihn an, seine inneren Bilder genau zu beschreiben. Da er nach dem Besuch wesentlich zufriedener wirkte, vereinbarte ich weitere Besuche.

Meine Vermutung war, dass Herrn N. die Erinnerungen an seine Reisen und Wanderungen sehr halfen, um sich etwas von seinem Kummer abzulenken, er sich aber möglicherweise nicht auf eine komplette

Übung einlassen würde. Aus diesem Grund führte ich ihn langsam zu einer imaginativen Übung hin. Ich leitete ihn folgendermaßen an:

»Herr N., haben Sie Lust, sich nochmals in Ihrer Vorstellung auf Ihre Wanderung zu begeben? Ich persönlich erlebe es als wohltuend, in meinen Gedanken Dinge zu tun, von denen ich weiß, dass ich sie in der Realität nicht tun kann. Möchten Sie das mal ausprobieren?«

Herr N. antwortete, dass er ja noch sehr genau wisse, wo er gewandert sei, das müsste also klappen. Daraufhin fügte ich in die Übung »Gepäckablegen« Elemente seiner Wanderung ein. Interessant war, dass Herr N. beim ersten Mal die Augen durchgehend geöffnet hielt und es nicht zu erkennen war, ob er etwas mit der Übung anfangen konnte, danach aber äußerte, dass es schön gewesen sei, den Worten und der Stimme zu folgen. »Fast wie ein Film.« Bei den nächsten Malen schloss er die Augen, und es war schwierig, ihn wieder zurück in den Raum zu holen. Er sagte jedes Mal, er wolle noch kurz verweilen. Er strahlte dann und betonte, er habe sich selbst wandern sehen und sich fit und froh gefühlt.

Von dem Gepäck erzählte er jedoch nichts, und ich fragte auch nicht nach, da ich davon ausging, dass er davon berichtet hätte, wenn es für ihn wichtig gewesen wäre. Ich ging ja generell stets nur auf die Impulse ein, die von den TeilnehmerInnen selbst kamen.

Herr N. erzählte, dass er auch nach den Besuchen noch länger an seine Wanderungen gedacht habe. Er schwelge dann in den Erinnerungen. Auf die Frage, ob es ihm guttue, in Gedanken auf Wanderungen zu sein, sagte er, dass er schon länger nicht mehr so intensiv an diese Zeit gedacht habe und es sei ja wirklich viel, was er erlebt habe, schade sei es daher, wenn er nicht mehr daran denken würde. Auch im Abschlussgespräch betonte er, wie gut er sich während der Besuche gefühlt habe, die Gedanken hätten ihm Kraft gegeben und die Gespräche darüber seien so erfrischend gewesen.

Der »Mann der Taten« konnte erleben, dass es ihm trotz starker Mobilitätseinschränkungen immer noch möglich war, mithilfe der Imagination aktiv zu sein, so wurden durch die Übungen folgende Ressourcen deutlich: seine Kommunikationsfähigkeit und dass er offen, herzlich und liebenswert war, dass er über ein sehr gutes Gedächtnis und eine ausgeprägte Vorstellungsgabe verfügte und über die Fähigkeit, anschaulich und anregend zu erzählen. Er konnte seinen großen Erfahrungsreichtum, seine innere Stärke und sein Durchhaltevermögen erkennen und seine Fähigkeit zur Dankbarkeit. Damit hatte er immer noch »viel zu tun«, wie wir meinen.

Frau W.: Eine partielle Wahrnehmungsstörung

Die Geschichte von Frau W. ist die einer traumatisierten Frau. Sie ist Ende 70. Seit einem Sturz ist sie halbseitig gelähmt und leidet unter einer Störung der zeitlichen und räumlichen Wahrnehmung. Sie wird zu Hause gepflegt. Sie hat in einem ungeliebten Beruf gearbeitet, bis sie Mutter geworden ist. Sie hat Kinder, Enkel und mittlerweile sogar Urenkel. Sie glaubt, das Alter bisher gut bewältigt zu haben, und fühlt sich halbwegs gesund. »Dass ich mich ganz viel mit den Kindern, Enkeln beschäftigt habe«, habe ihr geholfen. »Nicht, dass ich jetzt gesagt hätte, ihr müsst mir helfen. Ich habe das ganz von allein auf mich zukommen lassen und kann sagen, dass die es waren, die mir am meisten geholfen haben.«

Sie empfindet das Alter überwiegend als Herausforderung, hat in ihrem Leben sehr viele Krisen erlebt, wobei der Rat von anderen und die Familie ihr Kraft gaben. Ihre Art und Weise, Probleme zu lösen, hat sie sich aber selbst erarbeitet. Auf die Frage, woraus sie Kraft zieht, sagte sie: »Also die meisten würden sagen von Gott, aber ich nicht. Ich habe meine Kraft aus meinem positiven Glauben gezogen und meinem Gefühl, auf mein Gefühl konnte ich immer vertrauen, über das gesamte Leben, und meine Enkel, Tochter und mein Mann.«

An andere, die das Alter fürchten, gibt sie den Rat, sich nicht zurückzuziehen, offen zu sein und den Kontakt zu anderen Menschen zu suchen. Als Vorbild für das Alter nennt sie alte Frauen, die schön gekleidet sind. Ihr Beziehungsnetz erlebt sie als sehr hilfreich.

Frau W. erweckte direkt den Eindruck, anderen gerne zu helfen und sich grundsätzlich sehr für ihre Mitmenschen zu interessieren. Ich erzahlte ıhr von der Studie und fragte sie, ob sie bereit wäre, an dieser teilzunehmen. Sie war sofort sehr neugierig und wirkte trotz ihres körperlichen Zustandes sehr aufmerksam. Frau W. erzählte selbst nicht viel, sie wollte jedoch sofort einen Termin vereinbaren. Trotz ihres starken Bedürfnisses, anderen etwas Gutes zu tun, erwartete ich, dass auch sie von den Übungen profitieren könnte. Insbesondere wegen der Wahrnehmungsstörung nahm ich mir viel Zeit, Frau W. kennenzulernen. Ich wollte ein klares Gespür für sie und ihre Störung entstehen lassen. Weil Frau W. so sensibel und empathisch wirkte, war meine Sorge, sie zu überfordern oder zu belastende Emotionen hervorzurufen, sehr groß.

Beim nächsten Besuch wurde deutlich, dass Frau W. sich in gewissen Momenten ihrer Lähmung bewusst war, aufgrund ihrer Wahrnehmungsstörung jedoch nicht verstehen konnte, weshalb sie nicht aufstehen und sich für einen Ausflug hübsch machen konnte. Schon vor dem ersten Besuch hatte ich mit den Angehörigen über ihre Krankengeschichte gesprochen.

Ich ging davon aus, dass Frau W. die Dinge so wahrnahm, wie sie sie beschrieb, und versuchte nicht, sie davon zu überzeugen, zu Hause zu sein und sich keine Sorgen machen zu müssen, sondern ich bemühte mich, mit ihrer Wahrnehmung mitzuschwingen. So fragte ich sie in dem Moment, in dem sie sich beklagte, nicht zu Hause zu sein, wo sie denn gerade sei, ob sie den Ort aus ihrer Sicht beschreiben könne. Sie erzählte, dass sie in einem Haus sei. Wie schön, meinte ich, ob das ihr Elternhaus sei und wie das Haus aussehe. Daraufhin berichtete sie von dem Haus, ihren Geschwistern und Eltern. Nachdem sie ihre Erzählungen beendet hatte, waren der Wunsch, sich hübsch zu machen, und der fordernde Tonfall an ihren Mann verschwunden. Am Ende des Besuches wirkte sie entspannter, verabschiedete sich, bedankte sich mehrfach und erinnerte an das nächste Treffen. Ich spürte bei ihr eine große Bedürftigkeit und den Wunsch nach liebevoller Zuwendung, auch wenn sie im Vergleich zu manch anderen TeilnehmerInnen nicht den Wunsch hatte, endlich den Raum zum Reden und Aufmerksamkeit zu bekommen, sondern ausdrücklich betonte, mir helfen zu wollen.

Den dritten Besuch begann Frau W. mit den Worten: »Ich habe mir schon Gedanken gemacht, was wir heute miteinander arbeiten werden. Haben Sie alles mitgebracht? Wir müssen ja nun langsam anfangen, oder?«

Daraufhin fragte ich, ob sie damit einverstanden wäre, erst einmal ein wenig über sich zu erzählen. Dazu war sie gerne bereit. Das Gespräch war sehr bewegend, und ich achtete darauf, neben den traurigen Geschichten immer wieder den Blick auf die positiven Erlebnisse zu richten. Vorerst würdigte ich, was sie erlebt hatte, da es mir wichtig erschien, den empfundenen Respekt auszudrücken und sie spüren zu lassen, welche Leistung es von ihr war, auch so viel Leid bewältigt zu haben. Frau W. war sehr neugierig und gespannt auf die Übung und wollte unbedingt beginnen. Ich befragte sie vorab kurz zu ihrem momentanen Befinden. An eine kurze einführende Achtsamkeitsübung wurde direkt die Übung des »Inneren sicheren Ortes« angeschlossen. Die Übung schien ihr gefallen zu haben. Im Rahmen des anschließenden Interviews sprachen wir noch länger über ihren Ort und ihre wahrgenommenen Gefühle während der Übung. Frau W. berichtete in wenigen, aber äußerst präzisen Worten von ihren erlebten Bildern, Gedanken und Gefühlen. Es fiel ihr erstaunlich leicht, die Fragen zu ihrer Befindlichkeit vor und nach der Übung zu beantworten. Sie machte sofort einen neuen Termin aus, bedankte sich herzlich und wollte wissen, ob mir das jetzt geholfen habe für die Studie. Ich vermittelte ihr, wie spannend es gewesen sei, mit ihr die Übung zu machen und die Gespräche zu führen. Beim Abschied wirkte sie sehr gelöst und zufrieden. Auch die Angehörigen bestätigten diesen Eindruck.

Beim fünften Termin mit Frau W. unterhielten wir uns erneut in Ruhe, sie erzählte jedoch weniger von sich, sondern stellte vielmehr Fragen. Bevor wir mit der Übung begannen, befragte ich sie zu ihrem momentanen Befinden. Sie wirkte erneut sehr interessiert an der Übung und erzählte, sich schon den Abend vorher überlegt zu haben, wie angenehm es für sie gewesen sei, die Übung zu machen. Grundsätzlich schien Frau W. die Übung sehr aufmerksam wahrzunehmen und sich danach noch Gedanken zu machen. Da mir bereits aufgefallen war, dass sie sehr bedacht sprach und etwas Zeit brauchte, um ihre Gedanken mitzuteilen, wartete ich stets etwas länger, bevor ich das Interview führte. Auch für das Interview nahm ich mir viel Zeit. Frau W. äußerte jedes Mal trotz ihrer kognitiven Einschränkungen beeindruckende Gedanken. Beispielsweise gab sie einmal die Antwort: »Die Übungen sind so gut, weil sie ja aus einem selbst kommen.« Bei diesem Mal erzählte sie auch, die Übung am Vortag allein gemacht zu haben. Sie fragte sich aber, wie das so funktionieren könne. Ehe wir die Übung erneut durchführten, erklärte ich ihr die Wirkungsweise der Übungen und imaginativer Techniken näher.

Frau W. begann den nächsten, sechsten, Besuch mit der Frage, wie man sie denn gefunden habe, sie wirkte sehr verwirrt und hilflos. Die Antwort, dass sie immer gefunden werde, schien sie etwas zu beruhigen. Trotzdem fühlte sie sich noch nicht in ihrem gewohnten Umfeld und sagte, dass sie doch lieber zu Hause arbeiten wolle und sie auch mit ihrem Mann reden würde, damit sie gleich fahren könnten. Ich versuchte ihr das Gefühl zu geben, dass ich sie mit ihrer Wahrnehmung ernst nehme. Ich sprach mit ihr über ihre Sorgen bezüglich des fremden Ortes und fragte sie, ob sie das Gefühl habe, dass ihr jetzt eine Übung guttun könnte. Ja, das sei eine gute Idee, antwortete Frau W. direkt. Sie schien nach der Übung sehr entspannt und äußerte nicht mehr den Wunsch, nach Hause fahren zu wollen.

Bei dem darauffolgenden siebten Besuch schien Frau W. wieder sehr klar. Sie erzählte anfangs ein wenig, wollte jedoch bald mit der Übung beginnen. Danach wirkte sie wieder sehr entspannt und zufrieden. Nachdem wir fünfmal die Übung des »Sicheren Ortes« durchgeführt hatten, hatte ich den Eindruck, dass sie diesen Ort für sich als Rückzug und Ressource nutzen konnte. Sie erzählte, dass sie sich oft den Ort vorstelle und sich dann sehr wohlfühle.

Es stellte sich im Gespräch heraus, dass Frau W. gerade sehr viel beschäftigte und belaste. Sie hatte einen Brief von ihrer alten Schulfreundin M. bekommen, die sie seit dem Krieg nicht mehr gesehen hatte. Sie erzählte von einem Luftangriff, den sie und ihre Freundin nur knapp überlebt hätten. Sie sehe den Flieger noch vor sich. Frau W. beschrieb die Szene sehr anschaulich und detailliert. Am Ende der Erzählung meinte sie, dass es vielleicht besser gewesen wäre, wenn sie diesen Angriff nicht überlebt hätte, dann hätte sie die restlichen Dinge nicht auch noch durchstehen müssen. Ich machte Frau W. darauf aufmerksam, wie viel Kraft und Stärke in ihr zu stecken schien, da sie das durchgestanden und trotz dieser schlimmen Erfahrungen und furchtbaren Erlebnisse ihr Leben so beeindruckend gemeistert habe. Ich äußerte Respekt vor ihren Bewältigungsstrategien und fragte sie, mit welcher Kraft und Energie sie das geschafft habe. Ja, das wisse sie auch nicht, aber sie habe immer gedacht, dann haben es wenigstens die Geschwister leichter. Diese Aussage griff ich auf und hob hervor, dass hier eine weitere bewundernswerte Eigenschaft von ihr zum Vorschein komme. Ihre Art, an andere zu denken, zu helfen und ohne Neid anderen etwas gönnen zu können, sei sehr schön. Sie reagierte gerührt und sagte, so sei sie schon immer gewesen. Sie sei glücklich, wenn es den anderen gut gehe. Das sei ganz wichtig für sie. Ich betonte, diese schöne Eigenschaft schon beim ersten Besuch deutlich gespürt zu haben.

Mein Eindruck war nun, dass Frau W. vielleicht etwas mit der Übung »Gepäck ablegen« anfangen könnte. Ich fragte sie daher, ob sie eine neue Übung ausprobieren möchte, in der es darum gehe, etwas von der Last und den Sorgen, die man mit sich trage, für einen Moment, für längere Zeit oder auch komplett abzulegen. Nachdem ich ihr grob den Inhalt der Übung geschildert hatte, lud ich sie ein, dass sie schauen könne, ob sie etwas mit der Übung anfangen könne und es kein Richtig oder Falsch gebe. Danach wollte sie unbedingt die Übung beginnen. Mein Eindruck war, dass ihr die Übung sehr guttat, und sie beschrieb mit Freude im Anschluss ihren Weg und ihre Gedanken.

Bei den folgenden, achten und neunten, Besuchen führten wir wieder mit Ruhe die Übung »Gepäck ablegen« durch, und Frau W. genoss es, sich etwas von ihren Sorgen distanzieren zu können. Sie berichtete im Anschluss von ihrem Weg, der Lichtung und ihrem vollen Rucksack. Zu dem Inhalt ihres Rucksackes äußerte sie sich von sich aus jedoch nicht.

Beim zehnten Besuch erzählte Frau W. dann auf die Frage, ob sie noch etwas nach der letzten Übung oder dem Gespräch beschäftigt habe, dass ihr doch etwas eingefallen sei, woraus sie Kraft schöpfe. Nach einer längeren Pause erzählte sie, dass nach dem Tod ihres Sohnes ihre Enkel für sie da gewesen seien. Ohne ihre Enkel hätte sie das nicht geschafft. Sie habe auf sie aufgepasst, und das habe ihr sehr geholfen. Ich hob hervor, dass sie ihren Enkeln damit bestimmt viel gegeben habe. Das passe wieder zu ihrer liebevollen Art, und es sei schön für mich zu hören, dass sie so eine Beziehung zu ihren Enkeln habe. Das müsse etwas Besonderes sein. Wir sprachen noch länger über ihre Enkel. Frau W. genoss offensichtlich die Gedanken und im Gespräch aufkommenden Bilder von ihren Enkeln.

Die Beziehung zu Frau W. war nun nochmals intensiver geworden. Obwohl sie anfangs an der Studie teilnehmen wollte, um bei der Arbeit zu helfen, taten ihr jetzt anscheinend die Übungen und begleitenden Gespräche sehr gut, und sie wirkte von Besuch zu Besuch immer offener. Sie schien unsere Kontakte jetzt zu nutzen, um für sich mit bestimmten Erlebnissen aus ihrem Leben abzuschließen. Denn ihre Angehörigen berichteten, dass sie ansonsten nie über zurückliegende Ereignisse spreche. Nach dem Gespräch über ihren Sohn, der bereits sehr früh unerwartet gestorben war, fragte ich sie, ob sie nochmals die Übung »Gepäck ablegen« machen wolle. Mein Gefühl sei, dass sich nun einiges an Gepäck angesammelt habe. Ja, sehr gerne, sie würde dieses Mal vielleicht auch etwas liegen lassen, sagte sie sofort. Sie setzte die

Übung erneut sehr beeindruckend um und schien die Wanderung und das Ablegen der Sorgen und belastenden Gedanken zu genießen. Sie wollte ganz bald den nächsten Termin zum »Arbeiten« vereinbaren. In den Gesprächen konnte sie ihren Kummer ausdrücken, und die Übungen schienen zu helfen, wieder zur Ruhe zu kommen. Beim elften Besuch berichtete Frau W. im Gespräch, dass sie schon sehnsüchtig gewartet habe. Die Übung mit der Wanderung habe ihr letztes Mal wieder sehr gut gefallen und sie habe ja auch einiges abgelegt, aber viel wieder mitgenommen, jetzt sei der Rucksack doch wieder ganz schön voll geworden, und sie habe sich die Nacht überlegt, dass sie vielleicht doch etwas mehr liegen lassen könne. Ich fragte sie, ob sie auch über ihre Gedanken reden oder die Übung direkt machen wolle. Sie erzählte daraufhin erneut von dem Erlebnis mit ihrer Freundin, von der Flucht, der engen Freundschaft und ihren Geschwistern. Ich versuchte ihr Verständnis und vor allem erneut Anerkennung für das, was sie durchmachen musste, zu vermitteln. Im Anschluss machten wir die Übung »Gepäck ablegen«. Der Tresor wurde noch hinzugefügt, um Sorgen, Ängste, schlimme Bilder sicher wegzuschließen. Sie hatte zuvor geäußert, manches nicht irgendwo liegen lassen zu wollen, sondern sicher wegzupacken. Der Tresor wurde daher auf der Lichtung platziert. Den Schlüssel zu dem Tresor hatte nur sie! Das Bild des Tresors und des Schlüssels konnte sie sehr gut umsetzen, sie wirkte sichtlich leichter. Interessant war, dass sie auch ihrem Mann einen Tag später empfahl, Gepäck abzulegen.

Den nächsten, zwölften, Besuch begann Frau W. mit der Erzählung von ihrer Nacht in der Garage, sie sei mit dem Bus gefahren und müsse jetzt so dringend auf Toilette, aber ihr Mann sei ja nicht zu bewegen, der komme nicht zurande, und das sei schlimm, sie überlege ernsthaft, sich scheiden zu lassen, weil man so einen Mann nicht gebrauchen könne. Ich hörte ihr zu, und wie beim ersten Mal versuchte ich sie abzulenken, indem ich sie fragte, ob sie früher viel Bus gefahren sei, wo die Bustour hingehen solle und ob sie gerne unterwegs sei. So kam es, dass sie von ihrer Kindheit erzählte. Es stellte sich heraus, dass sie nie gerne unterwegs und immer sehr häuslich gewesen sei. Ich machte ihr deutlich, dass ich verstand, warum es für sie so schlimm sein könnte, in einem Bus festzusitzen und permanent unterwegs zu sein. Ich brachte ihr dafür Verständnis entgegen, indem ich betonte, dass es in der Tat eine schlimme Situation sei, in der sie sich befinde. Ich fragte daher, ob sie sich vorstellen könne, dass ihr in so einer Situation eine Übung helfen könnte, um sich wenigstens in Gedanken an einen schönen Ort zu begeben. Sie hatte Lust, eine Übung zu machen, und entschied sich für die Übung »Gepäck ablegen«, die gefalle ihr so gut. Ebenfalls erzählte sie, dass sie die Tresorübung bereits abends allein gemacht habe. Sie berichtete nach der Übung erneut sehr begeistert von ihrer Wanderung und schien mit den Gedanken nicht mehr im Bus zu sein, sondern sich wohl, leicht und sicher zu fühlen. Sie habe auch einige ihrer Sorgen liegen gelassen. Frau W. begann den nächsten, dreizehnten, Besuch direkt mit den Worten: »Ein Glück, dass Sie kommen, ich muss Sie etwas fragen.« Sie wirkte ganz klar, sagte aber, sie sei »eine dumme Gans«. Auf die Frage, wie sie auf so etwas komme, sagte sie, sie sei wieder permanent woanders und wolle endlich nach Hause, aber sie sei »eine dumme Gans«, dass sie sich immer wieder von ihrem Mann überreden lasse. Sie habe nun die Frage, ob sie vielleicht verrückt sei. Ob bei ihrem Unfall etwas passiert sei. Da sie bis auf ihre Wahrnehmungsstörung kognitiv sehr kompetent wirkte, sprach ich mit ihr über ihre ausgeprägte Vorstellungsgabe. Es sei beeindruckend, wie klar sie sich Bilder machen könne. Ich fragte, ob sie versuchen wolle, diese Fähigkeit, welche ich als große Stärke und Ressource sehen würde, zu nutzen, um sich in so einer Situation für einen Moment an einen sicheren Ort zu bringen. Dann sei sie nicht darauf angewiesen, dass ihr Mann sie fahre. Ob ihr bisher die Übungen gutgetan haben und ob sie sich vielleicht eine Spezialübung entwickeln wolle, die ihr in so schlimmen Momenten helfen könnte. Ich erklärte ihr erneut die Wirkung von Imaginationen und sagte ihr, dass sie sich mit ihrer Fantasie und Vorstellungsgabe bestimmt selbst helfen könne. Ja, einen Versuch sei es wert, meinte sie. Zu der Übung »Gepäck ablegen« wurden nun Elemente des sicheren Ortes integriert, da sie mehrfach beschrieben hatte, dass der Ort der Rast ihrem sicheren Ort entspreche. Das Plateau beschrieb ich ihr als einen Ort, an dem sie sich komplett wohl und geborgen fühlen kann. Bezüglich des Gepäcks sprachen wir davon, dass sie dies nutzen könne, um ihre Sorgen und ihre Wut auf ihren Mann abzuladen. Diese Übung bezeichneten wir als den »Masterplan«! Tatsächlich wirkte sie nach der Übung sehr ruhig, erzählte von ihrem Weg, ihrem Ort und beschrieb ihr Gefühl danach als Leichtigkeit. Sie äußerte zudem, nicht mehr nach Hause zu wollen. Sehr spannend war ebenfalls, dass sie ihrem Mann am Ende zurief, er könne kommen. Sie habe alles sicher abgelegt und der Rucksack sei leer.

Beim nächsten, vierzehnten, Besuch antwortete Frau W. auf die Frage, wie sie sich fühle, dass sie gestern nun endlich angekommen sei. Das war für mich sehr schön zu hören. Sie sagte, es sei herrlich, endlich im eigenen Bett sein zu können. Frau W. schien zufrieden und innerlich zur Ruhe gekommen zu sein. Sie erzählte, dass sie nicht viel Gepäck habe, aber sie wolle noch mal wissen, was es mit dem Wesen auf sich habe. (Bei der Übung wird vorgeschlagen, dass beim Verlassen des guten Ortes ein Wesen kommt, das einem ein Geschenk überreicht.) Sie habe sich überlegt, ob sie sich etwas schenken lassen könne, um ihrem Mann zu helfen, gesund zu werden. Ich erklärte ihr, dass sie sich wünschen und schenken lassen könne, was sie möchte. Es sei mit Sicherheit einen Versuch wert. Wir machten daher erneut die Übung, die mit Elementen aus der Übung des »Inneren sicheren Ortes« kombiniert wurde. Frau W. war nach der Übung sehr zufrieden und erzählte, dass sie sich nun etwas gewünscht habe. Sie schien mit sich in Einklang. Beim Abschied machte sie trotzdem den Eindruck, sich nicht lösen zu können und noch etwas loswerden zu wollen. Da Frau W. sehr rücksichtsvoll, bedächtig und zurückhaltend ist, passte es zu ihr, dass sie nicht mehr Zeit für sich einforderte. Um herauszufinden, ob mein Eindruck gerechtfertigt war, fragte ich sie, ob sie noch etwas beschäftige, sie wirke sehr nachdenklich, und falls es etwas gebe, was sie gerne noch erzählen oder fragen wolle, sei genug Zeit dafür. Bei Frau W. war es schon öfter in den Gesprächen vorgekommen, dass sie erst nach langer Pause geantwortet hatte. Ihre Aussagen waren dann aber jedes Mal sehr beeindruckend. Aus diesem Grund gab ich ihr auch in dieser Situation Raum für eine Antwort. Nach ungefähr fünf Minuten sagte sie, sie würde gerne Angst in den Rucksack packen, ob das möglich sei. Ich erklärte ihr, dass sie in den Rucksack packen könne, was immer sie wolle. Ob es ihr helfen würde, die Angst erst einmal in ein Päckchen zu packen und dann in den Rucksack? Diesen Vorschlag machte ich, da diese Angst für Frau W. offenbar von großer Bedeutung war. Da sie diese anscheinend ihr Leben lang mit sich getragen hatte, wirkte es, als wolle sie ihre Angst in Sicherheit und gut aufbewahrt wissen. Ich fragte bewusst nicht nach den Inhalten ihrer Angst, da ich spürte, dass es ihr Anliegen war, die Angst zu verpacken und nicht darüber zu sprechen. Sie signalisierte keinen Redebedarf.

Frau W. scheint über eine enorme Selbstwirksamkeit zu verfügen, weshalb ihr die Impulse und Hilfestellungen bereits sehr viel zu nützen schienen. Um ihrem Wunsch nachzugehen, wurde mit Frau W. verabredet, das nächste Mal die Übung nochmals ein wenig abzuändern und das Ablegen ihrer Ängste einzubauen. Der bereits ausgemachte Besuch wurde auf den nächsten Tag vorverlegt, da es mir wichtig schien, die Übung so bald wie möglich zu machen.

Bei dem darauffolgenden Mal (fünfzehnter Besuch) wartete Frau W. bereits und äußerte, dass sie sich schon Gedanken gemacht habe, wie sie die Angst am besten verpacken könne. Daraufhin führten wir die abgeänderte Übung durch. Sie schien diese sehr gut umsetzen zu können. Mehrmals bedankte sie sich, und es war beeindruckend, wie Frau W. auf die Übungen reagierte und wie kreativ sie diese für sich einsetzte. Bei dem nächsten, sechzehnten, Besuch schien Frau W. wieder sehr nachdenklich und in sich gekehrt. Sie wirkte sehr müde und kaum wach genug für eine Unterhaltung. Nach ungefähr zehn Minuten, in denen ich einfach nur ihre Hand streichelte, sagte sie plötzlich: »Sie glauben ja nicht, wie oft ich die Übung noch gemacht habe die letzten drei Tage.« In welchen Situationen sie die Übung gemacht und ob es ihr gutgetan habe, fragte ich sie.

»Ja, ich war in Sorge um meinen Mann, da habe ich die roten Blutkörperchen in den Rucksack gepackt und die weißen hab ich gelassen. Die roten hab ich ausgepackt. Die habe ich auch nicht wieder eingepackt. Und dann bin ich leichten Herzens wieder runtergelaufen.«

Es interessierte mich, was ihrer Meinung nach nötig sei, damit die Übung helfen könne. Sie antwortete in einem prägnanten Satz: »Also, der ganze feste Glaube daran.« Ob sie nochmals eine Übung machen wolle, fragte ich sie. Zudem vereinbarten wir, dass sich die Abstände zwischen den Besuchen vergrößern würden. Typisch für Frau W. war, dass sie Verständnis zeigte, aber betonte, sich sehr über die Besuche zu freuen, und immer Zeit habe zu arbeiten. Die Beziehung zu Frau W. war mittlerweile über die Wochen sehr intensiv geworden, weshalb ich den Lösungsprozess sehr vorsichtig gestaltete. Wir vereinbarten zudem, dass sie sich melden solle, falls sie Gepäck loswerden müsse oder den »Masterplan« benötige.

Nach dem achtzehnten Besuch begann Frau W. wie aus dem Nichts heraus von ihrem Vater und seiner strengen Erziehung zu erzählen. Sie habe nie »ausbrechen oder ausflippen« dürfen. Sie wisse auch, warum sich die Physiotherapeuten mit ihrem steifen Nacken abmühen müssten. Das komme, weil sie sich immer zusammennehmen musste. Das sei von klein an so gewesen. Nach einer längeren Pause sagte sie, wie anstrengend es sei, sich immer zusammenzureißen. Und oft wolle sie einfach laut rausschreien. Aus diesem Grund habe sie sich auch immer gewünscht, Klavier spielen zu können. Da würde sie die ganze Wut reinlegen. Ich ermunterte sie, dieses Bild noch etwas detaillierter zu beschreiben. Angeregt durch die Frage, welche Farbe das Klavier haben solle, beschrieb sie ihr Bild genauer. Sie sitze allein im Raum mit einem schwarzen Klavier. Das Schwarz hänge damit zusammen, dass das Klavier zu Hause, auf dem die Oma gespielt habe, auch schwarz gewesen sei. Ihre Oma habe frei gespielt, ohne Noten und meistens Sonntag morgens. Das sei für sie das Schönste gewesen. Auf die Frage, wie nun die Vorstellung von diesem Bild für sie sei, sagte sie: »Wunderbar, ja, ich könnte mich an der Musik berauschen, ich glaube, da könnte ich alles vergessen, da würde ich mir alles von der Seele spielen, und danach wäre ich befreit!« Ja, meinte ich, das könne man sich auch gut vorstellen. Und ich erklärte ihr erneut, dass davon ausgegangen werden kann, dass die Vorstellung von etwas die gleichen Prozesse im Körper auslöse, als würde man es in der Realität machen. Ich lud sie ein, dieses Bild in die bereits bekannte Übung zu integrieren und auszuprobieren.

Da mit Frau W. meist eine Übung kombiniert aus Gepäckablegen und dem sicheren Ort durchgeführt worden war und auch die Last, die Frau W. mit sich herumzutragen schien, in die Thematik passte, wurde das Klavier in diese Übung integriert. Bereits während der Übung war zu beobachten, wie sehr sich Frau W. fallen lassen konnte. Nach der Übung äußerte sie, dass sie der lebende Beweis sei. Sie sei jetzt völlig befreit. Ich betonte, dass sie stolz auf sich sein könne, da sie für sich selbst ein so heilsames Bild entwickelt habe. Ich ließ sie auch an meiner Begeisterung teilhaben. Da mein Eindruck war, dass Frau W. aus diesem Bild, bezogen auf ihre intensive Pflegebedürftigkeit, viel Kraft schöpfen könnte, vereinbarten wir einen weiteren Besuch. Ich wollte ihr durch das mehrmalige Durchführen der Übung ermöglichen, die für sie heilsamen Bilder leichter abrufbar zu machen. Bereits beim nächsten, neunzehnten, Besuch erwies sich dieser Gedanke als sehr zutreffend. Frau W. schien so viel Vertrauen zu haben, dass sie erzählte, wie schlimm ihr Zustand für sie sei. Sie fühle sich so ausgeliefert, machtlos und dürfe aber nicht wütend sein. Es war das erste Mal, dass sie von derartigen Sorgen sprach. Bisher war meine Vermutung gewesen, dass sie aufgrund ihrer Wahrnehmungsstörung keine klare Krankheitseinsicht hatte.

Ich fragte sie nun, was ihr helfen könne, wenn sie sich ausgeliefert fühle.

»Ja, da möchte ich gerne in Wut ausarten, na ja, dass ich explodiere vor Wut.« »Nein, lass mich doch! Nein, aber in der Situation kann ich das nicht, da merkt man dann mal, warum meine Schultern und mein Nacken so angespannt sind, weil ich mich so zusammennehme, obwohl ich es nicht will.«

Ich würdigte ihre Fähigkeit, in der Situation »nicht in Wut auszuarten«, als Ressource. Sie sei sehr liebenswürdig, weshalb sie andere vielleicht nicht beschimpfen wolle. Sich so zusammenreißen zu können, sei auch als Stärke zu betrachten. Da ihr aber die Wut zustehe und sie ja irgendwohin müsse, damit sie nicht in die Schulter und den Nacken wandere, stelle sich die Frage nach einem Alternativplan. Dem stimmte Frau W. zu, und wir erarbeiteten gemeinsam, wie sie sich in Situationen, in denen sie Wut spürt, in ihrer Vorstellung an ihr Klavier zurückziehen kann. Frau W. setzte dies sofort um, schloss die Augen und erklärte:

»Ja, da könnte ich dann am Klavier, da würde ich Beethoven spielen, der hat ja auch ein Stück komponiert: die Wut über den verlorenen Groschen. Dann gebe ich erst mal ein paar Akkorde von mir, der Raum ist komplett erfüllt mit meiner Musik, das ist sicher besser als Schreien und also ich würde überwiegend dunkle Töne nehmen, nicht diese schrillen oberen.«

Wir verabredeten einen weiteren Termin, damit sie diese Übung noch besser verankern konnte. Sie bedankte sich herzlich und äußerte, dass sie es schon mal allein probieren werde. Das sei sehr gut, antwortete ich ihr, da sie so vielleicht schon prophylaktisch die Wut ein wenig reduzieren könne. Wir führten die Übung daraufhin noch drei Mal innerhalb von zwei Wochen durch. Dies schien für Frau W. sehr wohltuend zu sein. Sie berichtete, dass sogar die Physiotherapeuten gefragt hätten, was sie mit ihren Schultern und dem Nacken gemacht habe, die Verspannungen seien ja wesentlich besser geworden.

Auf dringenden Wunsch seitens Frau W. führten wir nochmals Gespräche, in welchen auf beeindruckende Art und Weise deutlich wurde, wie kreativ und komplex Frau W. am Ende der Einheiten imaginative Anregungen eigenständig umsetzen konnte.

Die imaginativen Übungen halfen Frau W., die räumliche und zeitliche Wahrnehmungsstörung zu mildern ebenso wie ihre Hilflosigkeit und Pflegebedürftigkeit und ihre Sorgen um ihren schwer kranken Ehemann. Es kamen im Rahmen der Interviews und Gespräche eine Reihe von Ressourcen zum Vorschein, die aktiviert werden konnten: ausgeprägte Fantasie und Fähigkeit zur Imagination, Kreativität, Empathie und Einfühlung, Anpassungsfähigkeit, Kraft und Energie. Auch innere Bewältigungsstrategien wurden deutlich: hohe Akzeptanz von Leidvollem, Fürsorge für andere, das heißt, sie war stets um das Wohl anderer bemüht. Sie entwickelte auch mehr Verständnis für sich und andere, die Fähigkeit zu lieben, Dankbarkeit zu empfinden und äußern zu können. Obwohl Frau W. zeitweise kognitiv eingeschränkt erschien, war es ihr möglich, Zugang zu ihren Ressourcen mehr und mehr zu finden. Die Klientin war hoch motiviert, auch wenn sich ihr Fall als sehr komplex herausstellte. Bei einer Nachbesprechung ein Jahr später berichtet Frau W. davon, wie gut ihr die Übungen tun und dass sie sie weiter anwende.

An der Erfahrung mit Frau W. wird besonders deutlich, dass es nicht immer sinnvoll ist, sich starr an einen festen Zeitplan zu halten. Die Entwicklung auch dieser Probandin und ihrer Fortschritte halten wir für ermutigend, Imaginationen sowohl für das Auffinden von Ressourcen wie deren Reaktivierung zu nutzen.

7.3.3 Zur imaginativen Arbeit mit schwerst pflegebedürftigen Menschen

Wir möchten hier eine Erfahrung teilen, die sich durch die imaginative Arbeit mit pflegebedürftigen alten Menschen, die sich teilweise (darüber) kaum noch verbal äußern konnten, ergaben:

Diese Personen zeigten ganz feine und individuelle Reaktionen. Zwinkern, das Öffnen der sonst geschlossenen Augen, ein leichtes Kopfnicken oder feine Handbewegungen waren häufige Reaktionen, die sich jedoch erst im Zuge der imaginativen Arbeit zeigten. Mein (L.-S. K.) dominierendes Gefühl im Kontakt mit diesen Menschen war, dass sie in ihrer eigenen verbogenen Welt lebten und sich von Personen der »äußeren Welt« nicht immer verstanden fühlten. Ihre zaghaften und nur mit viel Ruhe und Geduld wahrnehmbaren Regungen schienen nicht gehört zu werden. Sie wirkten daher resigniert, aber auch verzweifelt und hilflos. Mit den Übungen war es nun möglich, sich in ihre Welt zu begeben und ihnen beim Entwickeln neuer oder beim Hervorholen alter innerer Bilder behilflich zu sein. Durch das Achten und Reagieren auf ihre feinen Regungen bekamen sie zusätzlich das Gefühl, wahrgenommen zu werden. Sie öffneten sich auf ihre besondere Art von Mal zu Mal mehr, und es erfüllte mich sehr zu spüren, wie diese Menschen, die zuvor so müde und leer gewirkt hatten, über die imaginativen Anregungen belebt und innerlich erfüllt werden konnten.

Es geht um die Kunst, Leid und Ressourcen immer wieder aufs Neue in Balance zu bringen. Nicht zuletzt dabei behilflich zu sein, dass dies auch im Innern der begleiteten und der begleitenden Person stattfindet. Wir müssen auch akzeptieren lernen, dass manchmal nur wenig möglich ist.

7.4 Selbstreflexion in der Arbeit mit Älteren: Das eigene Altersbild kritisch hinterfragen

In der Arbeit mit alten Menschen begleiten uns stets auch eigene Altersbilder. Diese bezeichnen hierbei soziale Konstruktionen von Alter, die in einer Gesellschaft der Lebensphase Alter auf ganz unterschiedlichen Ebenen zugeschrieben werden.

»Die Vorstellung, jeder Mensch habe ein abrufbares ›Altersbild‹ parat, das sich irgendwo zwischen ›negativ‹ und ›positiv‹ vermessen läßt, geht an der Lebenswirklichkeit vorbei. Denkbar wäre demgegenüber eine Betrachtung der sozialen Konstruktion verschiedener Altersbilder.« (Carls 1996, S. 127)

Auch wenn sich, wie eingangs beschrieben, Altersbilder heute zum Positiven wenden und stärker auch das Alter als aktive Lebensphase abbilden und auf (Entwicklungs-)Potenziale und Chancen im Alter hinweisen (Wurm, Huxhold 2010), so gilt es doch in der Arbeit gerade mit älteren Menschen mit Beratungs- und Unterstützungsbedarf, immer wieder kritisch zu hinterfragen, inwiefern unser Bild des Gegenübers von eigenen Bildern zum Alter bestimmt wird.

»Die Verwirklichung von Entwicklungsmöglichkeiten im Alter kann durch Altersbilder, welche Stärken und Kompetenzen des Alters übersehen, erheblich erschwert werden.« (BMFSFJ 2010, S. 23)

Insbesondere beim Eintritt von Pflegebedürftigkeit im Alter überwiegen die defizitorientierten Zuschreibungen und Altersbilder. Auch, und gerade, in therapeutischen und Gesundheitsberufen kann das eigene unreflektierte Altersbild des/der begleitenden Person dazu führen, dass auch den Älteren selbst der Blick auf die eigenen Ressourcen verstellt bleibt (Amrhein, Backes 2008; Amrhein 2013). Das eigene Altersbild gilt es also in der Arbeit mit und Begleitung von Älteren immer wieder kritisch zu hinterfragen.

8. Spezielle Übungsangebote für die Begleitung alter Menschen

Im jetzt folgenden Teil wollen wir zunächst auf die Nutzung von spezifischen Themen und Übungsangeboten eingehen.

Wir möchten hervorheben, dass Lena-Sophie Kindermann diese Arbeit zum Abschluss ihres Studiums der Psychologie machte, das heißt, sie konnte und durfte keine Therapie anbieten. Umso deutlicher wird an ihrer Arbeit, dass der kreative Umgang mit den Ressourcen der KlientInnen diesen sehr viel Erleichterung verschaffte. Es gab natürlich auch keinen Auftrag für therapeutisches Arbeiten. Daraus lässt sich ableiten, dass in Situationen, in denen es um Beratung und Begleitung geht, die gezielte Nutzung der biografischen und sonstigen Ressourcen der KlientInnen sehr nützlich sein kann. Hätte ein Therapieauftrag bestanden, wäre zu überlegen gewesen, auch explizit mit den Belastungen – z. B. von Frau W. und auch denen von anderen StudienteilnehmerInnen – zu arbeiten. Darauf soll im folgenden Kapitel detailliert eingegangen werden.

Wir wollen nun noch weitere spezifische Imaginationen und Übungen vorstellen und erläutern, die alte Menschen auf ihrem Weg begleiten können.

In den Fall-Studien von Kindermann wurden vor allem zwei Übungen erprobt, die eines guten, Geborgenheit und Sicherheit spendenden Ortes, und eine Übung, bei der man sich vorstellt, dass man auf einer langen Wanderung unterwegs ist und viel Gepäck bei sich hat, das man vorübergehend ablegt. Auch die Tresorübung kam gelegentlich zur Anwendung. Diese Übungen wurden in meinem (L. R.) Buch »Imagination als heilsame Kraft« im Jahr 2001 zuerst veröffentlicht. Sie haben inzwischen viele Menschen erreicht und bei der Verarbeitung schwerer Erfahrungen geholfen. Diese »Standardübungen« sind auch in Kapitel 3 in diesem Buch abgedruckt.

In diesem Kapitel beschreiben wir sie erneut, aber so, dass zum einen unsere aktuellen Erfahrungen damit verdeutlicht werden, zum anderen wollen wir aufzeigen, wie wichtig es ist, sie den jeweiligen Bedürfnissen der PatientInnen/KlientInnen anzupassen:

Es ist uns wichtig, sehr individuell auf die alten Menschen einzugehen.

Es kann sein, dass es sinnvoll ist, eine Übung – meist eher langsam – anzuleiten, aber vermutlich ist es mindestens ebenso wichtig, den alten Menschen lange zuzuhören, sie nach ihren Leiden und Freuden zu befragen und daraus dann mit ihnen gemeinsam eine Imagination zu entwickeln, die wir als »maßgeschneidert« bezeichnen möchten. Das heißt, man kennt die Grundideen der Übungen und wandelt sie kreativ ab, sodass sie wirklich für die Person, die man begleiten möchte, passen. Dies ist bereits in den Studienbeispielen deutlich geworden. ***Die Nutzung von Imaginationen sollte niemals nur als Technik verstanden werden.***

Es werden hier Übungen vorgestellt, die auf den Erfahrungen von Luise Reddemann beruhen. Selbstverständlich können auch andere Imaginationen angewendet werden, z. B. können manche Übungen aus der katathym-imaginativen Psychotherapie oder aus der Oberstufe des autogenen Trainings zur Anwendung kommen. Auch die Anwendung von Imaginationen nach den Prinzipien der aktiven Imagination nach C. G. Jung kann für alte Menschen äußerst anregend und gewinnbringend sein. Hierzu möchten wir auf die einschlägigen Lehrbücher verweisen, als Einführung etwa das Buch von Verena Kast: »Imagination – Zugänge zu inneren Ressourcen finden«. Auch bei Brigitte Dorst, einer anderen Jung'schen Analytikerin, findet sich in ihrem Buch »Lebenskrisen: Die Seele stärken durch Bilder, Geschichten und Symbole« viel Anregendes. Auf Ingrid Riedels Buch »Die innere Freiheit des Alterns« werde ich (L. R.) weiter unten eingehen. VerhaltenstherapeutInnen können von dem Buch zur Imagination von Kirn et al. (2009) profitieren. Für traumatisierte PatientInnen empfehlen wir auch das Buch von Butollo und Karl »Dialogische Traumatherapie«, in dem eine therapeutische Haltung deutlich wird, die unserer in vielem entspricht. Sehr zu empfehlen ist auch das Buch von Christa Diegelmann »Trauma und Krise bewältigen«.

In allen Fällen gilt, dass man am hilfreichsten ist, wenn man tut, was man gerne tut, ja, wovon man überzeugt ist. Allerdings so, dass man sich auf die Bedürfnisse der PatientInnen/KlientInnen einstellt. Hier folgen mehrere Beispiele, wie Sie alte Menschen gut erreichen können.

8.1 Sicherheit und Geborgenheit

»Frau X/Herr Y, wir haben ja über einige schöne Orte in Ihrem Leben gesprochen, Sie haben mir von … und von … erzählt, und ich konnte miterleben, wie gut es Ihnen da gegangen ist. Nun bitte ich Sie, dass Sie sich überlegen, ob Sie sich an einen dieser Orte erinnern möchten, oder ob Sie sich einen Ort vorstellen möchten, der teilweise aus diesen früheren Orten besteht, aber vielleicht auch noch ganz anders beschaffen ist, also letztlich ein Fantasieort. Bitte spüren Sie, womit Sie sich wohlfühlen. Am besten stellen Sie sich der Reihe nach die verschiedenen Orte vor und lassen sich immer einen Moment Zeit, um zu spüren, wie Sie sich dann fühlen. Bei welchen Bildern geht es Ihnen am besten? Das ist dann für jetzt der beste Ort für Sie. Aber das kann und darf sich auch wieder ändern.

Es ist wichtig, dass Sie sich an dem Ort geborgen fühlen können. Schauen Sie, was Sie alles brauchen, damit sich ein Erleben von Geborgenheit einstellen kann. Das Gute ist, dass man sich in der Vorstellung alles genauso einrichten kann, wie man es braucht.

Schauen Sie jetzt bitte, was Sie benötigen, damit Sie sich sicher fühlen können. Zur Sicherheit gehört oft, dass da auch jemand ist, der einen gut behütet, ein Schutz gebendes Wesen. Und in Ihrer inneren Welt kann das vielleicht ein sehr kraftvolles Wesen sein, das mehr Kräfte hat als ein Mensch, also z. B. ein Wesen, von dem in Märchen die Rede ist. Vielleicht erinnern Sie sich an ein solches Wesen? Das kann auch für immer in Ihrer inneren Welt bei Ihnen bleiben, sodass Sie sich nie mehr allein gelassen fühlen müssen.

Erinnern Sie sich vielleicht noch an das Gute-Nacht-Lied ›Guten Abend, gute Nacht‹? Da heißt es in der 2. Strophe, ›von Englein bewacht‹, oder an ›Abends, wenn ich schlafen geh, vierzehn Englein bei mir steh'n‹, aus der Märchenoper ›Hänsel und Gretel‹. Vielleicht fällt Ihnen auch ein ganz anderes liebevolles Wesen ein …«

Empfehlung

Es empfiehlt sich, diese Übung so vorzubereiten, dass man mit dem alten Menschen zuvor schon über Geborgenheitserfahrungen gesprochen hat. Wie wir schon gesehen haben, berichten alte Menschen im Allgemeinen gerne von guten Erfahrungen. Wenn die Menschen, die

Geborgenheit vermittelt haben, schon tot sind, kann das allerdings auch Trauer auslösen, die natürlich angenommen werden sollte. In solchen Fällen kann man darüber sprechen, ob ein nicht menschliches Wesen möglicherweise mehr Sicherheit spenden könnte. Wenn der alte Mensch darauf besteht, sich an einen bereits Verstorbenen zu erinnern und ihn am Sicherheit spendenden Ort haben zu wollen, sollten wir das akzeptieren.

Es ist auch wichtig, Geduld zu haben: »Nachdem mit Frau W. *fünfmal* die Übung des ›Sicheren Ortes‹ durchgeführt worden war, war der Eindruck entstanden, dass sie diesen Ort für sich als Rückzug und Ressource nutzen konnte. Sie erzählte, dass sie sich oft den Ort vorstelle und sich dann sehr wohlfühle.« (s. oben)

Die Übung hat sich bei vielen Traumaopfern bewährt, daher sollten Sie sie immer in Erwägung ziehen. Auch Frau W. hat schlimme Erinnerungen an den Zweiten Weltkrieg wie so viele Hochbetagte, die den Krieg schon als junge Erwachsene erlebt haben, und solche, oft noch problematischer, die ihn als Kinder und Jugendliche erlitten haben.

8.2 Innere Helfer

Man kann auch gesondert über innere hilfreiche Wesen sprechen, wenn es sich herausstellt, dass dies auf fruchtbaren Boden fällt, auch ohne dass ein guter, Sicherheit spendender Ort imaginiert wird. Das kann z. B. dann der Fall sein, wenn sich jemand einen solchen Ort nicht vorstellen kann oder will. Ich selbst (L. R.) hatte jahrelang kein Bild eines sicheren Ortes, aber immer Helferwesen in der Vorstellung, und daraus ergab sich dann viel später auch ein Ort, an dem ich ihnen begegnen kann.

Daraus lässt sich lernen, dass man mit all diesen Übungen sehr flexibel umgehen sollte und keinesfalls dogmatisch. Insbesondere sollte man immer auf die Einfälle der PatientInnen oder zu Begleitenden eingehen und diese in den Übungen berücksichtigen.

8.3 Sich von Schwerem befreien: »Gepäck ablegen« oder auch abschiedlich leben

Alte Menschen tragen nicht zuletzt aufgrund ihres langen Lebens oft eine Menge Schweres mit sich herum. Vieles kann auf ihnen lasten, sodass die Last als noch unerträglicher erlebt wird als in jungen Jahren. Gerade Menschen, die selten oder gar nicht Hilfe gesucht haben, bringen häufig so schwere Erfahrungen mit in die Therapie, das vor allem jüngere TherapeutInnen erschrecken kann. Andererseits haben alle älteren und alten Menschen vielfach erlebt, dass sie mit Schwerem fertig geworden sind. Und darauf sollten sich TherapeutInnen ebenfalls beziehen. Die Resilienz bei Alten ist oft höher als bei Jungen. Und: Sie haben das Schwere ja überlebt, würdigen das aber oft kaum oder gar nicht. Manchmal werden die Lasten leichter, wenn man dies ausspricht. Das sollte allerdings taktvoll geschehen, damit nicht der Eindruck entsteht, man wolle das erlittene Leid bagatellisieren.

Beispiel einer Anleitung

Zunächst sollte ein Gespräch stattfinden oder stattgefunden haben, in dem die PatientInnen über das Schwere ihres Lebens erzählen können, so viel, wie sie das im jeweiligen Moment wünschen. Oft dauert es länger – ähnlich wie bei Frau W. –, bis das eigentlich Schwere überhaupt zur Sprache kommt, und es können dann Stück für Stück mehr und mehr schmerzhafte Erinnerungen auftauchen.

Dann sollte gemeinsam überlegt werden, ob die Patientin sich einmal auf die Bilder der Übung einlassen möchte, indem man ihr die Übung erklärt. Stimmt sie zu, schlägt man ihr vor, sich vorzustellen, dass sie sich auf einer langen Wanderung befindet, und fragt, ob sie mit dieser Vorstellung etwas anfangen könne. Die meisten werden dieses Bild der Wanderung mit dem Lebensweg in Verbindung bringen, sodass der Vorschlag, sich vorzustellen, dass man sehr viel Gepäck mit sich herumträgt, ja schleppt, niemandem abwegig erscheint.

Als Nächstes wird vorgeschlagen, dass der Patient in der Vorstellung einen Ort findet, wo er sein Gepäck ablegen kann. Dafür sollte man Zeit lassen. Ältere Menschen sind es meist noch gewöhnt, Dinge nicht einfach liegen zu lassen, sondern sie ordentlich zu verstauen, vielleicht findet sich eine Höhle oder Ähnliches, wo das Gepäck untergebracht werden kann. Danach erfolgt die Einladung wahrzunehmen, wie es sich anfühlt, ohne Gepäck zu sein. Fragen Sie nach, z. B. ob sich die Schultern entspannen können, ob sich eine Lust einstellt, sich in der Vorstellung, oder wenn möglich sogar konkret handelnd, sich zu bewegen, vielleicht sogar zu tanzen. Manche erinnern sich, wie gerne sie früher getanzt haben. Warum nicht auch jetzt, wenigstens in der Vorstellung!

An dieser Stelle kann man vielleicht aufhören und erst einmal diese Erfahrung wirken lassen. Man kann aber auch direkt – oder eben in einer nächsten Sitzung – fortfahren mit der Empfehlung, nun in der Fantasie einen Ort zu finden, an dem Regeneration und Erholung möglich sind. Alte Menschen haben sich oft im Leben sehr wenig gegönnt, jüngere können sich oft leichter »gehen lassen«. Man sollte daher nicht drängen, aber doch zu dieser Vorstellung einladen, und vielleicht kommen da noch nie geäußerte Bedürfnisse vorsichtig zum Vorschein. Es ist wichtig, damit sehr respektvoll umzugehen! Die Patientin wird eingeladen, sich die Erholung so genau wie möglich auszumalen, damit sie mit allen Sinnen spüren kann, wie wohl ihr das tut. Übrigens kann es sein, dass die Erholung am sicheren Ort stattfinden soll, es muss aber nicht so sein. Wenn sich die Vorstellung von Erholtsein eingestellt hat, kann dann die Empfehlung kommen, wieder zum Gepäck zurückzugehen und es unter dem Aspekt, was brauche ich noch, was kann ich liegen lassen, zu sortieren. Auch hier muss man damit rechnen, dass das »Liegenlassen« für einen Menschen, der das ganze Leben hindurch sehr ordentlich war, nicht passt. Man sollte sich also Zeit lassen, Bilder für die »Ent-Sorgung« zu finden. Vielleicht lässt sich auch über die doppelte Bedeutung dieses Wortes sprechen. Wenn Patientinnen und Patienten alles wieder mitnehmen wollen, ist es auch gut, und wer wie »Hans im Glück« alles hinter sich lassen will, wird dabei ebenso begleitet. Wenn die Entscheidungen hinsichtlich des Gepäcks getroffen sind, kann die Wanderung fortgesetzt werden. Es ist wichtig, darauf hinzuweisen, dass die Möglichkeit, sich wenigstens vorübergehend vom Gepäck zu befreien, jederzeit besteht. In einer längeren Therapie könnte man gelegentlich daran erinnern.

Diese Übung war z. B. für Frau W. sehr wichtig. Sie hat sie auch gerne mit dem sicheren Ort kombiniert. So geht es vielen. Ich (L. R.) meine, dass es sich immer lohnt, diese Übung anzubieten. In »Imagination als heilsame Kraft« gibt es noch den Vorschlag, dass beim Verlassen des Regenerationsortes ein freundliches Wesen kommt, das einem ein Geschenk überreicht. Auch das kann ergänzend dazugenommen werden. Da manche von diesem Gedanken aber sehr irritiert sind, sollte man im Einzelnen prüfen, ob es sinnvoll ist, das einzubringen, eventuell so, dass man vorschlägt, dieses Geschenk helfe bei der Entscheidung, was man wieder mitnehmen solle.

Es geht ja bei dieser Übung ums Loslassen. Aber in einer behutsamen Weise und ohne dass suggeriert wird, man mache etwas falsch, wenn man nicht gleich alles loslässt, ja nicht einmal, wenn man das ganze Gepäck wieder mitnimmt. Es kann ja nur der betreffende Mensch selbst entscheiden, wann es Zeit ist, Gepäck zurückzulassen, ein außenstehender, noch so kluger Mensch kann das gar nicht ermessen.

In Ingrid Riedels schönem Buch über »Die innere Freiheit des Alterns« gibt es auch ein sehr lesenswertes Kapitel über C. G. Jungs Altern und seine Gedanken dazu, ich werde mich noch verschiedentlich auf dieses Buch beziehen. Das Loslassen hat auch Jung beschäftigt, und Ingrid Riedel empfiehlt »das Loslassen von Überlebtem« (Riedel 2010, S. 150). Aber besonders berührend spricht sie davon, dass es ums »lebenssatt« sein geht und dass wir dann loslassen können. Wenn kein Hunger mehr da ist, fällt es leicht, mit dem Essen aufzuhören, es sei denn, man wäre ein »Nimmersatt«. Nimmersatte sind bei genauer Betrachtung Menschen, die in entscheidenden Phasen nicht das bekamen, was sie gebraucht hätten. So bleibt der Hunger. Alte haben oft Entbehrungen in jungen Jahren erfahren, die sich die Jüngeren und Jungen gar nicht vorstellen können. Vielleicht fällt auch deshalb das Loslassen schwer, tief innen sitzt die Angst vor dem – realen! – Verhungern.

Ingrid Riedel empfiehlt als Gegenmittel *Dankbarkeit*. Deshalb seien hier einige Dankbarkeitsübungen genannt. Wenn ein alter Mensch es heute gut und Gründe hat, dankbar zu sein, kann das helfen, mit den uralten Ängsten fertig zu werden. Aber das gelingt nicht immer. Dann sind weitere, ggf. sogar traumatherapeutische Interventionen erforderlich. (Siehe Kapiel 9 und Reddemann 2012.)

Dankbarkeitsübungen

Es geht darum, sich an Momente zu erinnern, die schön oder wohltuend waren und wem man sie verdankt. Am besten ist es, wenn es einem gelingt, diese Übung mehrmals in der Woche zu machen, denn dann kann man merken, dass es doch immer wieder gute Momente gibt. In der Forschungsgruppe um Judith Glück konnte festgestellt werden, dass weise Menschen dankbarer sind als andere. Es wurde auch gefunden, dass dankbare Menschen zufriedener sind als andere. Daher sollte man PatientInnen fragen, ob sie manchmal dankbar sein können und ob sie das vertiefen möchten.

Eine andere Dankbarkeitsübung, die man bei Seligman (2003) nachlesen kann, ist, Menschen einen Dankesbrief zu schreiben, von denen man annimmt, dass man sich bei ihnen noch nicht oder nicht ausreichend bedankt hat. Diese Übung erscheint mir (L. R.) im Alter besonders sinnvoll. Es hat allerdings keinen Sinn, Dankbarkeit forcieren zu wollen, man kann den Vorschlag einbringen, anregen, mehr sollte man nicht tun! Lässt sich jemand darauf ein, ist es allerdings sehr bereichernd, über die Erfahrungen zu sprechen.

Im Alter lohnt es sich besonders, ein *Dankbarkeitstagebuch* zu führen, wenn man dazu bereit ist. Das ist eine Variante des Freudetagebuchs. Man schreibt auf, was am Tag erfreulich war und wem man es zu verdanken hatte. Ein solches Büchlein kann auch zu besserem Schlaf verhelfen, wenn man es jeweils vor dem Zubettgehen führt.

Abschiedlich leben

Es mag zunächst seltsam klingen, dass ich (L. R.) dieses Thema gemeinsam mit dem inneren Gepäck abhandle. Aber sind in unserem Gepäck nicht auch schöne und nützliche Dinge? Und müssen wir nicht irgendwann auch diese loslassen? Daher denke ich, dass es besonders für alte Menschen sinnvoll sein kann, darüber zu sprechen, was alles an Gutem in ihrem Gepäck ist.

Man sollte gemeinsam alles benennen, was an Gutem, Erfreulichem und Schönem im Gepäck neben dem nicht mehr Benötigten, Unnötigen und Belastenden zu finden ist. Vielleicht lässt sich davon auch ein Bild malen oder eine Collage herstellen.

Dann kann man behutsam die Frage stellen, was daraus einmal

werden soll, wenn die betreffende Person nicht mehr da sein wird. Wer soll all dies Schöne bekommen oder zumindest davon erfahren? Das erinnert an die »Würdetherapie« von Chovinov (2005). Dort werden sterbenskranke PatientInnen gebeten, alles auf ein Tonband zu sprechen, von dem sie möchten, dass es ihnen wichtige Menschen erfahren.

Vielleicht kann der alte Mensch erfahren, wie lohnend es ist, andere an der Fülle des Lebens teilhaben zu lassen. Das kann gemeinsam ausgemalt werden, aber niemand sollte sich gedrängt fühlen, das zu tun.

Hier einige Themenvorschläge

- Mit wem verbringen Sie gerne Zeit, mit wem haben Sie gerne Zeit verbracht?
- Hatten oder haben Sie ein Haustier? Erzählen Sie mir bitte von den Erfahrungen mit ihm.
- Welche Hobbys hatten oder haben Sie? Ich bin neugierig, darüber so viel wie möglich von Ihnen zu erfahren.
- Was war der schönste Moment in Ihrem Leben? Möchten Sie mir davon erzählen?
- Welche Bücher lesen Sie gerne? Welche haben Sie gerne gelesen?
- Welche Filme – oder Theaterstücke – haben Sie gerne gesehen oder sehen Sie jetzt gerne?
- Singen Sie gerne oder haben Sie gerne gesungen? Was haben Sie gerne gesungen oder singen Sie noch immer gerne?
- An welchen Orten fühlen Sie sich am wohlsten oder fühlten Sie sich am wohlsten? Mögen Sie mir diese Orte beschreiben?

Erinnern und Loslassen

Am Beispiel von Frau W. und den anderen StudienteilnehmerInnen lässt sich lernen, dass es ihr wohltat, wenn von früheren Erfahrungen erzählt werden konnte. Sie werden wieder lebendig, teils als würden sie aktuell geschehen. Daraus kann Kraft, ja sogar Lebensmut, geschöpft werden.

Es mag schmerzlich sein, sich bewusst zu machen, dass vieles von dem, was angenehm war, nicht mehr möglich ist. Das sollten Begleitende akzeptieren und damit mitfühlend umgehen. Es kann aber auch sein, dass Erinnerungen als kostbare Geschenke erkannt werden, die einem nicht genommen werden können, solange man lebt und sich erinnern kann. Solange wir fähig sind, uns an Gutes zu erinnern, müssen wir davon erst Abschied nehmen, wenn wir zum letzten Mal die Augen schließen. Es kann aber für die Vorbereitung auf dieses letzte Mal helfen, sich immer wieder bewusst zu machen, dass auch die schönen Dinge vergänglich sind. Dazu eine Übung, die ich (L. R.) sehr gerne selbst mache und die ich oft in meinen Seminaren empfehle.

Der Tod als Ratgeber – Anleitung

> Nehmen Sie bitte ein Blatt Papier, wenn Sie mögen, oder machen Sie die Übung einfach im Kopf. Wählen Sie jetzt einen Zeitraum aus, von dem Sie annehmen, dass er Ihnen noch gegeben ist, 5 Jahre, 10 Jahre, vielleicht auch nur ein Jahr oder womöglich noch weniger. Fragen Sie sich dann, mit wem und womit Sie diese Zeit am liebsten verbringen möchten, und stellen Sie sich das so konkret wie möglich vor. Wie nahe möchten Sie die Vorstellung des Lebensendes an sich heranlassen? Jede Distanz ist gut und richtig. Wichtig ist, dass Sie sich darüber klar werden, was Ihnen in der Zeit, die Sie sich vorstellen, wesentlich sein wird.

Im Anschluss an die Übung sollte gemeinsam überlegt werden, wie das, was sich als Wunsch zeigt, konkretisiert werden kann. Z. B.: Wenn Menschen auftauchen, die man treffen möchte, wie kann das in die Tat umgesetzt werden? Wer kann dabei helfen? Hier geht es also um die Nutzung der Vorstellungskraft im Sinn von Probehandeln, wie Freud das nannte. TherapeutInnen und BegleiterInnen sollten in der folgenden Sitzung fragen, wie es mit der Umsetzung ging. Damit zeigen wir auch unsere Anteilnahme.

Ich gehe davon aus, dass ein erfülltes und gut gelebtes Leben am meisten dabei hilft zu akzeptieren, dass wir eines Tages alles, auch das Schönste, loslassen müssen. Aber auch dies muss nicht für jede Person gelten. Es kann auch sehr viel Wut und Schmerz da sein, dass wir nicht ewig leben dürfen.

Wenn Menschen den Tod als Strafe betrachten, so könnten sie damit ihre Angst abwehren, dass es ein Ende geben wird. Vielleicht ist es dann hilfreicher, dieser Angst eine Gestalt zu verleihen und mit ihr in ein Gespräch zu gehen. Was will sie einen lehren? Welche Aspekte sind bis dahin ungelebt geblieben? Lässt sich da noch etwas nachholen, wenigstens in der Vorstellung?

Sollte jemand überhaupt nicht daran denken wollen, dass es ein Ende gibt, so ist auch das zu respektieren. Jeder Mensch weiß selbst am besten, was für ihn oder sie wann das Richtige ist.

Die Geschichte von Frau H.

Als sie nach einem erfüllten Leben 85 Jahre alt war, erkrankte Frau H. an Krebs. In den 20er-Jahren des letzten Jahrhunderts geboren, gehörte sie zu den Menschen, die über Gefühle und Unwohlsein lieber nicht sprachen. Zuerst dachte sie, die Ärzte könnten ihr helfen. Das war aber nicht der Fall, der Krebs war schon zu weit fortgeschritten. Zunächst lebte Frau H., als spiele die Erkrankung keine Rolle. Dann wurde sie aber immer schwächer, und 10 Monate nach Beginn der Erkrankung musste sie andauernd das Bett hüten. Sie sagte: »Das wird wohl nichts mehr«, aber mehr wollte sie nicht sagen. Ihre Kinder waren verunsichert, weil sie dachten, man müsse doch über den Tod sprechen. Sie gab zu erkennen, dass sie das nicht wollte. Sie nahm, soweit es ihre Kräfte zuließen, Anteil am Leben ihrer Kinder, Enkel und Urenkel. Es ging offensichtlich darum, mit ihr zu sein, aber nicht darum, über etwas zu sprechen. Es war in den letzten Tagen erkennbar, dass sie den Tod herbeisehnte. Sie wollte viel allein sein, und wenn die Angehörigen zu ihr kamen, war ihr anzumerken, dass sie bereits in einer anderen Welt war. Der Ausdruck, dass sie »entschlief«, erschien den Angehörigen stimmig.

Es erscheint mir wichtig, dass wir lernen, uns an den Bedürfnissen der Menschen zu orientieren und nicht an Ideen, wie es sein sollte!

8.4 Ressourcen aus der Naturerfahrung

Für alte Menschen, die viel Zeit in der Natur verbracht haben oder sich für die Natur interessieren, halten wir Übungen, die sich auf Naturerfahrungen beziehen, für empfehlenswert. Die bekanntesten Übungen zu dieser Thematik sind vermutlich die *Baumübung* und *Die Quelle*.

Hier empfiehlt sich wiederum ein Gespräch über persönliche Erfahrungen der PatientInnen mit Bäumen. Welche Bäume lieben sie besonders? Gibt es Erinnerungen an Waldspaziergänge, an Bäume, auf die man als Kind geklettert ist? An Früchte tragende Bäume? Wie war es z. B., sich Kirschen direkt vom Baum zu holen? Gibt es Erfahrungen damit, einen Baum zu umarmen, sich an ihn zu lehnen? Wie war das? Konnte die Energie des Baumes erlebt werden?

Bäume sind für fast alle Menschen auch Symbole für Verwurzeltsein und Standhaftigkeit sowie Stabilität. Auch darüber kann des Längeren gesprochen werden: Wann fühlt sich der alte Mensch stabil, wann »wackelig«? Wie gehen Bäume damit um, wenn sie von den Winden und Stürmen des Lebens gebeutelt werden? Wie löst das die PatientIn bzw. wie hat sie es gelöst?

Dann kann sich ein Gespräch anschließen, in dem es um Vorstellungen geht, wie ein Baum sich ernährt: Er hat Wurzeln, die tief in die Erde hineinreichen und bis in feinste Würzelchen hinein dann aus der Erde Nahrung aufnehmen. Die durch die Wurzeln aufgenommene Nahrung verteilt sich danach über den ganzen Baum. Und es gibt die Blätter oder Nadeln, die fähig sind, aus dem Licht der Sonne Nahrung herzustellen. Auch wir Menschen sind mithilfe unserer Stoffwechselorgane in der Lage, Dinge, die wir in uns aufnehmen, in Nahrung zu verwandeln. Das ist die physische Ebene, aber es gibt auch noch geistige und seelische Nahrung. Vielleicht sogar für Bäume, denn man sagt ja, dass Pflanzen auf Zuspruch positiv reagieren.

Hier kann sich ein Gespräch über Genährtwerden im physiologischen und übertragenen Sinn anschließen: »Was essen und trinken Sie gerne, bekommen Sie alles, was Sie sich wünschen, was können Sie dafür tun, das zu bekommen, was Sie brauchen, und das, was Sie sich wünschen; welche geistige und seelische Nahrung bekommen Sie, welche wünschen Sie sich? Was können Sie von Ihrem Lieblingsbaum lernen?«

Wie können Sie sich im Alltag (wieder) mehr an Bäumen erfreuen und sich dadurch auch daran erinnern, dass bei genauer Betrachtung »Himmel und Erde« alles bereitstellen, was wir brauchen.

Nach einem solchen Gespräch kann evtl. noch vorgeschlagen

werden, für einen Moment still zu werden und sich intensiv an einen Lieblingsbaum zu erinnern. Ihn sich in allen Details vorzustellen.

Imaginationen, die mit Wasser zu tun haben

Wasser weist auf »im Fluss sein« hin, aber auch als stilles Wasser, auf Stille, Versenkung, Klarheit. Die Imagination einer Quelle löst bei den meisten Menschen auch Vorstellungen von Beginnen und Neubeginnen aus. Viele mögen sich gerne vorstellen, wie sie einem Fluss von der Quelle bis zum Meer folgen. Das kann auch ein Symbol für die eigene Lebensreise sein. Es gibt das heitere Plätschern am Beginn des Wasserlaufs von der Quelle an, dann wird der Bach oder Fluss immer wilder, bis er durch Hindernisse ruhiger werden kann. Aber es münden auch andere Flüsse in den Fluss, wodurch er machtvoller wird. Das Ende der individuellen Existenz wird wie das Münden des Flusses ins Meer wahrgenommen, als ein Einswerden mit dem großen Ganzen, deshalb kann gerade die imaginative Beschäftigung mit einem Flüsschen hin zum großen Fluss, der unterwegs auch immer wieder bedrängt oder gar eingeengt wird, bis zum Einmünden ins Meer helfen, mit unserer Endlichkeit besser fertig zu werden.

Im Folgenden will ich weitere Imaginationen vorschlagen, die sich für mich (L. R.) aus Themen ergeben, die im Alter – noch – wichtiger sind als in jungen Jahren. Eigene Erfahrungen, einerseits mit mir selbst, andererseits mit Menschen, die ich begleite, sowie Anregungen, die ich vor allem der Weisheitsforscherin Judith Glück und Ingrid Riedel, die für mich eine Quelle an Inspiration ist, verdanke, sollen hier ebenfalls Eingang finden.

8.5 Weisheit

Der inneren Weisheit kann und sollte man in jedem Lebensalter begegnen. Wenn das Thema hier aufgegriffen wird, so nicht deshalb, weil wir annehmen, dass alte Menschen grundsätzlich weiser sind als junge, sondern weil wir meinen, dass gerade aufgrund mancher Herausforderungen des Alters die Verbindung mit der inneren Weisheit heilsam sein kann.

Die Imaginationsübung *Der inneren Weisheit begegnen* soll dazu anregen, dass man zum einen ein Bild für die innere Weisheitsgestalt entwickelt, aber ihr auch in einem Zustand innerer Ruhe und Zuversicht begegnen kann. Es hat mich oft erstaunt, dass Menschen, die mir gar nicht weise erschienen, immer dann, wenn sie ihrer inneren Weisheit begegnet sind, durchaus zu weisen Einsichten fähig waren.

Der inneren Weisheit begegnen

> Zunächst sollte man wieder über gute Lebenserfahrungen, gute Momente sprechen, Momente, in denen man sich inspiriert, vielleicht sogar »geführt« fühlte. Man sollte auch darüber sprechen, dass unser Körper ein Wunderwerk ist, dass er ohne unser bewusstes Zutun funktioniert. Wie ist das möglich? Weil es eine uns innewohnende Körperweisheit gibt, die für uns sorgt, ohne dass wir etwas dafür tun müssen. Wir verstehen das allenfalls ansatzweise, täglich gibt es neue Entdeckungen von Neurotransmittern, Hormonen und anderen Körperfunktionen, die einen staunen lassen.

Dem Körper danken

Im Alter wird der Körper oft als zerbrechlicher und eingeschränkter wahrgenommen als in jungen Jahren. Es ist wichtig, sich Klagen darüber nicht zu verschließen, jedoch kann man dann, wenn die Klagen geäußert sind, fragen, gibt es auch Momente, in denen sie sich an etwas, das ihr Körper kann, sozusagen für sie tut, freuen? Das mag Erstaunen auslösen. Am Körper freuen, wie denn das? Leider gibt es viele Texte von bedeutenden Menschen, die voller Hass und Abscheu über ihren Körper sprechen.

Und wie ist die Realität? Kann man noch Musik hören? Dabei hilft uns der Körper, vor allem die Ohren. Kann man noch Schönes sehen? Auch dabei hilft der Körper, vor allem die Augen. Tut es gut, wenn die Hand gehalten wird? Die Haut und unser Tastsinn helfen uns, diese gute Erfahrung zu machen. Und so kann man nach und nach einzelne Körperteile bewusst machen und vielleicht doch erkennen, dass der Körper immer noch, und sei es in abgeschwächter Form, Freude bereitet. Man muss die Einschränkungen nicht schönreden und kann doch auch über das, was noch geht und angenehm ist, sprechen. Manchen Alten hilft es auch, wenn sie sich Dinge vorstellen, die nicht mehr (gut) gehen. Frau W. stellte sich vor, wie sie Klavier spielt, obwohl sie das nicht konnte. Dankbarkeit hilft, zufriedener zu sein.

Der Archetyp der inneren Weisheit

Schließlich lässt sich nach solchen oder ähnlichen Vorbereitungen eine Einladung zur Beschäftigung mit dem Archetyp der inneren Weisheit ableiten. Wird diese angenommen, könnte man gemeinsam überlegen, welches Bild, welche Bilder dazu kommen. Die innere Weisheit wird zwar häufig als weise Alte oder weiser Alter gesehen, aber sie kann sich auch in der Gestalt einen Kindes – des »göttlichen Kindes« – zeigen. Es gibt auch Vorstellungen der Weisheit in jugendlicher Gestalt. Auch weise Tiere werden manchmal genannt. Eine Patientin hatte einen sprechenden Stein als Symbol für ihre innere Weisheit. Ihr war wohl das in sich Ruhende besonders wichtig.

An anderer Stelle (Reddemann 2004) habe ich vorgeschlagen, sich in einen wunderbaren Garten zu begeben und dort dann die innere Weisheit zu treffen. Beim Bild des Gartens bzw. beim Spaziergang durch diesen inneren Garten kommen viele Menschen zur Ruhe, weil sie mit allen Sinnen Schönheit wahrnehmen. Es können aber auch ganz eigene Bilder sein, die als Einleitung zur Begegnung mit der inneren Weisheit verhelfen. Vielleicht möchte sich jemand eine alte Bibliothek in einem Kloster vorstellen, vielleicht eine Wanderung in den Bergen oder am Meer mit einer weiten Aussicht. Wichtig ist, dass sich eine innere Ruhe einstellen kann und die Bereitschaft vorhanden ist, dies zuzulassen. Mir (L. R.) hilft derzeit am meisten, mich, wie Rick Hanson (2011) in seinem Buch »Das Gehirn eines Buddha« empfiehlt, auf das Gewahrsein zu konzentrieren. Alsbald stellt sich dann tiefe Ruhe ein.

Ist der Ort gefunden, an dem sich Ruhe einstellen kann, kann in einem nächsten Schritt die innere Weisheit eingeladen werden, sich zu zeigen. Man kann dann weiter imaginieren, dass man nun die Präsenz dieses weisen Wesens erlebt und auf sich wirken lässt und auf die Gefühle und Empfindungen achten, die sich dann einstellen. Vielleicht genügt schon das. Schließlich kann man einen Rat erbitten oder eine Stellungnahme zu einem Problem, das einen grade beschäftigt oder auch Fragen, die einen umtreiben. Die imaginative Begegnung kann sehr tiefen Eindruck hinterlassen. Die Hinweise und Antworten, die man erhält, sind nicht immer verbal. Häufig tauchen Bilder auf; Klänge, Berührungsempfindungen und sehr individuelle Erfahrungen können stattfinden. Oft gibt es auch »verspätete« Antworten, d. h., man träumt in der kommenden Zeit oder erhält auf andere Art eine Antwort z. B. auch durch die Begegnung mit einer Geschichte oder einem Menschen. Ein Dank an die innere Weisheit zum Abschluss ist zu empfehlen.

Weisheitsforschung

Judith Glück forscht an der Universität Klagenfurt mit ihrem Team seit einigen Jahren zum Thema Weisheit. Das Team hat herausgefunden (Glück et al. 2012), dass schon Grundschulkinder eine Idee davon haben, was Weisheit ist. Hier einige schöne Zitate:

»Ein weiser Mensch verhält sich anders als andere. Er ist klug, nett, liest mehr Bücher, schaut sich nur sinnvolle Sachen im Fernsehen an«, meint ein 10-jähriges Mädchen. Und ein 9-jähriger Junge sagt: »Weise Menschen geben schlaue Tipps und erzählen uralte Geschichten.« Ein 10-Jähriger sieht es so: »Er ist klug, alt und hat immer gute Ratschläge. Er ist nett, ehrlich und rätselhaft.«

Klugheit scheint den Kindern wichtig, aber auch, dass weise Menschen »nett« sind – vielleicht nennen wir es eher freundlich –, dass sie sich bilden, indem sie lesen und sich nur sinnvolle Sachen im Fernsehen ansehen. Und, das erscheint uns im Zusammenhang mit Imagination besonders wichtig: Sie erzählen uralte Geschichten.

Die Definitionen der Kinder scheinen etwas auszudrücken, was ich als ein Zusammenkommen von Herz und Verstand bezeichne (Reddemann 2004) und darüber hinaus auch die Nutzung unserer Vorstellungskraft – Geschichten erzählen – mit einschließt.

Dies passt zu der Idee eines »wise mind« aus der Hypnotherapie oder auch vergleichbaren Konzepten aus der Jung'schen Psychologie und anderen Therapieschulen, die von einem weisen Unbewussten ausgehen. Eine andere Erklärung stammt aus der buddhistischen Psychologie, wonach wir alle über »Buddha-Natur« verfügen, es nur nicht wissen, weil dieses Wissen von »Schleiern« verdeckt ist. Wenn man aber den Weg bahnt zu dieser Tiefendimension in uns, dann ist möglicherweise jeder Mensch wenigstens gelegentlich zu weisen Einsichten fähig, woraus sich im Laufe der Zeit auch mehr an Weisheit entwickeln kann.

Andererseits lohnt es sich auch, das Wissen aus der aktuellen Weisheitsforschung zu nutzen und umzusetzen:

Staudinger und Glück (2011) sprechen von »persönlicher Weisheit« als einer über Wissen hinausgehenden »Einstellung« zum Leben und zu den Menschen, die vor allem auf eigenen Erfahrungen beruht und auch Mitgefühl und Selbsttranszendenz beinhaltet. Dies wiederum hänge unter anderem mit Lebenserfahrung, persönlicher Reife sowie Empathie zusammen.

Ich möchte das noch mit *Mitgefühl für sich selbst und andere* ergänzen. Weise Menschen werden häufig als mitfühlend erlebt, weil sie einen spüren lassen, dass es ihnen eine »Herzensangelegenheit« sei, dass es einem gut gehen möge. Wenn sie dann aus dieser inneren Haltung heraus einen Rat geben, so kann man ihn meist gut annehmen. Man kann spüren, dass da ein Gegenüber ist, das »mit dem Herzen« und aus einem Erfahrungs- und Wissensschatz heraus sieht und spricht.

Übung für ein offenes Herz

Diese Übung verwendet einige Teile einer inzwischen hunderttausendfach durchgeführten Übung des »Heartmath Institute« und ist angereichert mit Bildern aus meinen (L. R.) Therapieerfahrungen:

> Zunächst werden Patienten dazu eingeladen, mehrfach regelmäßig ein- und auszuatmen, einatmen und ausatmen gleich lang, also z. B. kann man bis drei beim Einatmen und bis drei beim Ausatmen zählen, und mit einer liebevollen Konzentration das eigene Herz wahrnehmen. Es kann auch helfen, die linke Hand auf den Herzbereich zu legen und das Herz schlagen zu fühlen. Dann findet man Bilder, die mit mitfühlenden und liebevollen Herzensangelegenheiten zusammenhängen. Dass diese Bilder sehr unterschiedlich sein können, lässt sich denken. Oft tauchen Bilder von geliebten Menschen auf, insbesondere von Babys und Kleinkindern, aber auch Landschaftsbilder können herzöffnend sein und vieles andere mehr. Man sollte sich Zeit lassen, solche Bilder zu finden und sie wirken zu lassen.

Joan Borysenko (1995) empfiehlt, immer wieder um ein offenes Herz zu bitten: »Möge mein Herz offen sein.« Tiefe Dankbarkeit ist auch herzöffnend.

Ich (L. R.) liebe Musik von J. S. Bach, in der er hilft, vom Herzeleid zur Herzensfreude zu finden, so z. B. die Kantate »Ich hatte viel Bekümmernis«, BWV 21 (Reddemann 2013 und 2006). Es lohnt sich, Patienten danach zu fragen, ob Musik für sie eine herzöffnende Wirkung hat und welche, und diese Musik dann auch gemeinsam anzuhören.

Ingrid Riedel weist darauf hin, dass »die weisen Alten im Märchen nicht mehr den Entwicklungsweg der Heldin oder des Helden (gehen): Sie leben bei sich und für sich, von den Früchten der Erde selbst, die sie aufsammeln, aber bereit, von ihren Lebenserfahrungen abzugeben, weiterzugeben, wann immer ein anderer ihrer bedarf.« (Riedel 2010, S. 124)

Das offene, dankbare Herz ist es, das einen so großherzig sein lassen kann. Und das kann man üben, wenn man möchte!

Aber auch auf einer eher kognitiven Ebene lässt sich der Weisheit begegnen. In ihrem »MORE Life Experience-Modell« sprechen Glück und Bluck (2013) von folgender Grundannahme: Weisheit entwickele sich in der Auseinandersetzung mit »fundamentalen« Lebensereignissen, wobei fundamentale Lebensereignisse als grundlegende Veränderungen von Lebenssituationen und/oder Lebensprioritäten verstanden werden.

Hier findet sich ein Anknüpfungspunkt für die imaginative Psychotherapie, denn Menschen kommen ja meist zu uns, wenn sie sich Lebensereignissen ausgesetzt sehen, die ihr Leben grundlegend verändern oder schon verändert haben.

Wenn wir einladen, sich die innere Weisheit vorzustellen, ihr zu begegnen und sie um Rat zu fragen, kommen Antworten zutage, die Judith Glück mit ihrem MORE-Begriff umschreibt. Dieser beinhaltet nämlich Mastery, Offenheit, Reflektivität, Emotionsregulation und Empathie (Glück und Bluck 2013).

Weisheitselemente in den Gesprächen mit Frau W.

Auf die Frage, ob es eine Charaktereigenschaft gebe, von der sie sagen könne, sie hätte ihr bei der Bewältigung schwieriger Lebenssituationen geholfen, antwortete Frau W.:

»Dass ich mich ganz viel mit den Kindern, Enkeln beschäftigt habe! Die haben mir da eigentlich am meisten geholfen! Nicht, dass ich jetzt gesagt hätte, ihr müsst mir helfen. Ich habe das ganz von allein auf mich zukommen lassen und kann sagen, dass die es waren, die mir am meisten geholfen haben.«

Sie empfinde das Alter überwiegend als Herausforderung, habe in ihrem Leben sehr viele Krisen erlebt, wobei der Rat von anderen und die Familie ihr Kraft geben würden. Ihre Art und Weise, Probleme zu lösen, habe sie sich selbst erarbeitet. Auf die Frage, woraus sie Kraft ziehe, sagte sie:

»Also, die meisten würden sagen von Gott, aber ich nicht. Ich habe meine Kraft aus meinem positiven Glauben gezogen und meinem Gefühl, auf mein Gefühl konnte ich immer vertrauen, über das gesamte Leben, und meine Enkel, Tochter und meinen Mann.«

Anderen, die das Alter fürchten, gebe sie den Rat, sich nicht zurückzuziehen, offen zu sein und den Kontakt zu Mitmenschen zu suchen.

Solche Erzählungen lassen sich durch Fragen nach den sinnlichen Komponenten der Erinnerung anreichern. Z. B.: »Wie fühlt es sich an, wenn Sie an Ihren positiven Glauben denken? Wo im Körper spüren Sie das? Fallen Ihnen Bilder ein, die zu diesem Gefühl passen?«

In Frau W.s Beschreibung sind die Ressourcen »Mastery« im Sinne aktiver Bewältigung und Akzeptanz zu finden, aber auch »Offenheit«, insbesondere im Umgang mit ihren Kindern und Enkeln; auch ihr Umgang mit ihren Gefühlen passt zu dem, was Judith Glück beschreibt, und ein gewisses Maß an Reflexivität ist ebenfalls erkennbar. Außerdem ist Frau W. um das Wohl anderer bemüht, hat ein offenes Herz.

Die hier genannten vier persönlichen Ressourcen nach Judith Glück nehmen darauf Einfluss, welche Lebenserfahrungen wir machen, wie wir mit diesen Lebenserfahrungen umgehen und was wir längerfristig aus ihnen lernen. Glück und Bluck (2013) beschreiben die folgenden Elemente so:

Mastery wird als eine Balance von aktiver Bewältigung und Akzeptanz verstanden. Das heißt, ändern, was man ändern kann, also im Hier und Jetzt aktiv sein und innere Überzeugungen umsetzen, aber eben auch akzeptieren, was man nicht ändern kann, Dinge geschehen lassen, sich der eigenen Grenzen bewusst sein und diese auch akzeptieren.

Offenheit wird verstanden als Offenheit für Menschen, Ansichten und Erfahrungen sowie Toleranz im Sinne von Akzeptanz unterschiedlicher Werte.

Reflexivität bezieht sich darauf, komplexe Zusammenhänge verstehen zu wollen sowie sie zu hinterfragen und zu analysieren; aber auch Selbstreflexion als Bereitschaft zur Hinterfragung der eigenen

Sichtweisen, Empfindungen, Verhaltensweisen und des eigenen Anteils an Schwierigkeiten.

Emotionsregulation umfasst die differenzierte Wahrnehmung und Beschreibung der eigenen (auch negativen) Gefühle sowie Akzeptanz widersprüchlicher Gefühle. Dazu kommt ein angemessener Umgang mit den eigenen Gefühlen entsprechend der Situation (z. B. Fähigkeit zur emotionalen Abgrenzung, um von Gefühlen nicht überwältigt zu werden, aber auch intensive Auseinandersetzung mit Emotionen).

Schließlich *Empathie,* die die Fähigkeit und Motivation umfasst, sich in die Lage anderer Menschen zu versetzen, ihre Gefühle wahrzunehmen; und eine Nicht-Gleichgültigkeit gegenüber den Gefühlen anderer und das Engagement für andere und/oder das Gemeinwohl. (Alle Angaben zum MORE-Konzept nach »Weisheiten aus der psychologischen Weisheitsforschung«, einem Vortrag von Judith Glück, den sie anlässlich der Tagung der Deutschen Gesellschaft für Gerontologie und Geriatrie am 21. 9. 2012 in Bonn gehalten hat.)

Man kann nun z. B. die Forschungen von Judith Glück zugrundelegen und PatientInnen gezielt nach Lebenserfahrungen fragen, in denen sie – wenigstens ansatzweise – fähig waren, ein oder mehrere der MORE-Elemente zu verwirklichen. Noch eleganter ist es, wenn man die PatientInnen erzählen lässt und aus ihren Erzählungen die MORE-Elemente benennt. Dies zeigt sich sehr schön im Beispiel von Frau W. (s. oben).

Dass Frau W. sagen kann: »Die Übungen sind so gut, weil sie ja aus einem selbst kommen«, illustriert am besten, worum es uns geht.

Empfehlung: Mit dem arbeiten, was bereits vorhanden ist, bzw. das Vorhandene, möglicherweise Verschüttete, wieder freilegen helfen, erst dann Inputs geben.

Klugheit

Hier sei noch auf den Begriff der »Klugheit« verwiesen, der viel mit Weisheit gemein hat.

Klugheit (griechisch φρόνησις, phrónesis, lat. prudentia) ist nach Aristoteles »das Vermögen, sich für das Tun zu entscheiden, welches das Leben gut und glücklich macht. Für Aristoteles leuchtet der intuitiven Vernunft die universale Wahrheit von selbst ein (…). Im Unterschied zur Weisheit ist die Klugheit die Tugend der praktischen Vernunft, die sich mit dem Handeln beschäftigt.« (Pellegrino 2005, S. 21)

Die Fähigkeit zum angemessenen Handeln im Einzelfall wird als eine Tugend angesehen, die Erfahrung braucht, sodass gerade kluges Handeln etwas ist, was vermehrt im Alter möglich ist. Den Rat von Frau W. an andere, die das Alter fürchten, »sich nicht zurückzuziehen, offen zu sein und den Kontakt zu anderen Menschen zu suchen«, kann man auch als Ausdruck klugen Handelns verstehen.

Fragen an PatientInnen können sein: »Wann haben Sie klug gehandelt? Wie ist es Ihnen da ergangen?« Kluges Handeln ist in der Regel mit einem Gefühl der Befriedigung verbunden, sodass die Erinnerung an kluges Handeln oder auch das Vorhaben, klug zu handeln, zur Entspannung beitragen kann. Wir sollten uns Beispiele klugen Handelns so genau wie möglich erzählen lassen und uns mitfreuen und zum Ausdruck bringen, dass es sich hier ja um eine Fähigkeit handelt, die geradezu Lebenserfahrung erfordert. Und stets kann man auch nach auftauchenden Gefühlen und Bildern fragen, vielleicht auch nach Liedern, die sich dann einstellen, wenn man sich zu erinnern beginnt. Mir (L. R.) fällt z. B. das Gedicht von Mörike ein, das meine Mutter häufig gesprochen hat: »Herr schicke, was du willst – ein Liebes oder Leides – ich bin vergnügt – dass beides – aus deinen Händen quillt. Mögest mit Leiden – mögest mit Freuden – mich nicht überschütten. Doch in der Mitten – liegt holdes Bescheiden.« An dieses Gedicht zu denken ist mit einer Fülle von Erinnerungsbildern verbunden, die ich als Kraft spendend erlebe. Es ist für mich auch eine Anleitung zu von Weisheit und Klugheit getragenem Annehmen der Dinge, wie sie sind.

Natürlich könnte eine Erinnerung an dieses oder vergleichbare Gedichte auch sehr schmerzhaft sein, und es wäre nicht immer empfehlenswert, die Erinnerungen zu vertiefen. Für meine Mutter war dieses Gedicht ein Begleiter in schweren Stunden, die auch für mich als Kind sehr schwer waren. Und doch dominiert bei mir, wenn ich an dieses Gedicht denke, das Tröstende daran. Es gab mir als Kind auch die Zuversicht, dass meine Mutter Wege wusste, wie man mit Schlimmem fertig werden konnte.

Man sieht es den Menschen im Übrigen an, ob sie sich bei einer Erinnerung wohlfühlen oder nicht.

Auch bei der Klugheit geht es um ein Zusammenwirken von Herz und Verstand.

Seit alters her werden die beiden Themen miteinander verknüpft. Der Narr des Königs durfte Unbequemes sagen, das oft sehr weise war, das aber sonst von niemandem ausgesprochen werden durfte.

Auch bei Ingrid Riedel (2010, S. 127 ff.) findet sich die explizite Verknüpfung von Narrheit und Weisheit. Niki de St. Phalle sah in sich hauptsächlich den Narren. Sie identifizierte sich mit ihm. Wie sah das aus? Sie tat allerhand Dinge, von denen sie überzeugt war, dass es gegen jede Vernunft sei. Ihr berühmter *Tarotgarten* wäre nicht entstanden, wenn sie ihn nicht gegen viele Widerstände auf den Weg gebracht hätte. Tun, was andere für unsinnig halten, gehört zur Narrheit. So erlernte sie auch noch mit über 70 Jahren das Drachenfliegen und genießt es sichtlich. (S. dazu den Dokumentarfilm über sie von Peter Schamoni.) In dem Film »Die Herbstzeitlosen« beginnt eine alte Frau einen Lebenstraum zu verwirklichen, obwohl ihr Sohn und viele andere sie für verrückt halten. Sie eröffnet ein Lingerie-Geschäft. Was will eine alte Frau mit Spitzenunterwäsche? Und was will sie damit in einem kleinen Dorf im Emmental? Wie kann man so einen Unsinn auch nur denken, fragten sich die meisten Menschen im Dorf. Zum Glück hatte sie einige Freundinnen, die sie unterstützten. Eine meiner (L. R.) Lieblingsszenen im Film ist die, wo die Bewohner der Pflegeeinrichtung, Frauen und Männer, an der Herstellung der Spitzenunterwäsche mitwirken. Man muss schon ein bisschen ver-rückt sein, das heißt bereit, sich aus den üblichen Trampelpfaden zu entfernen und neue Wege zu gehen, selbst wenn andere einen für »neben der Spur« halten, um Dinge zu tun, die nicht der allgemeinen Vorstellung entsprechen.

Wenn man endlich alt geworden ist, scheint das die beste Zeit zu sein, Dinge zu tun, die nicht sofort oder überall auf Zustimmung stoßen. Wenn man alt ist, kann man sich mehr Narrheit erlauben als in der Jugend oder in den mittleren Jahren, man hat »Narrenfreiheit«.

Ein schönes Beispiel für Narrheit im Alter ist für mich auch das Märchen von den Bremer Stadtmusikanten, die ja im Grunde genommen etwas ziemlich Verrücktes tun. Sie glauben daran, dass sie noch zu etwas nütze sind, obwohl ihnen etwas ganz anderes von allen Seiten vermittelt wurde. Ihr Umgang mit den Räubern erscheint einem frech und naiv, also eigentlich auch närrisch. Aber gerade dadurch gewinnen sie. Das Märchen erzählt im Übrigen auch etwas darüber, dass man früher mit Alten nicht sehr wertschätzend umgegangen ist und wie wichtig es ist, dass man an sich selbst glaubt und – das halte ich für bemerkenswert! – dass man sich zusammenschließt. Es ist vielleicht kein Zufall, wenn der jetzt 70-jährige Richard Sennet ein Buch über »Zusammenarbeit« schreibt, etwas, was ja im Mainstream noch immer eher als Narretei und Träumerei abgetan wird. Ich glaube, dass es ab 70 höchste Zeit ist, endlich all die Dinge zu sagen und zu tun, die einem schon immer »am Herzen« lagen, denn spätestens jetzt ist Zeit für Herzensdinge. Es wird Sennet von – vermutlich jüngeren – Kritikern vorgeworfen, dass er sehr ausschweifend erzählt, wir haben davon schon als mögliches Problem der Therapie zwischen Jüngeren und Älteren gehört. Hat man nicht, wenn man alt ist, viel mehr zu erzählen, weil viel mehr erlebt und gelernt?

Närrisches Sichausmalen von Dingen, die einem schon immer wichtig waren, die aber aus Vernunftgründen nicht umgesetzt wurden, ist geradezu das Vorrecht der Alten. Daher ist zu empfehlen, mit alten Menschen zu imaginieren, was noch gelebt werden könnte, selbst wenn das nicht allgemein anerkannt wird. Aber es ist auch wichtig, Erinnerungen zusammenzutragen an frühere Narreteien, für die man sich vielleicht damals geschämt hat, und diese noch einmal in einem anderen Licht zu betrachten.

Ein schönes Beispiel ist auch der alte Mann in dem Film »Kirschblüten«. Man sieht am Anfang des Films, wie engstirnig er lebt und wie er seine Frau für verrückt hält, die nach Japan reisen will, um den Butotanz zu erlernen. Nach dem Tod der Ehefrau macht er sich selbst nach Japan auf. Dort wird er immer offener, begegnet einem jungen Mädchen, lässt sich auf eine zarte Beziehung zu ihr ein, reist mit ihr zum heiligen Berg und stirbt dort. Man hat das Gefühl, ja, dieses Leben hat sich erfüllt.

Dass alte Menschen das Gefühl haben können, ihr Leben habe sich erfüllt, hängt vielleicht häufiger, als junge denken, genau damit zusammen: Dass man auch einmal aus all dem bisherigen Trott aussteigt. Warum hat das Buch »Der 100-Jährige, der aus dem Fenster stieg und verschwand« einen so großen, unerwarteten Erfolg? Vermutlich, weil dieser alte Mann es sich erlaubt, völlig verrückte Dinge zu tun, und weil so viele sich danach sehnen, einmal so zu leben.

Die Umsetzung des Themas »närrisch sein« sollte eher im Gespräch und nicht als »Übung« erfolgen. Jüngere TherapeutInnen sollten sich darüber freuen, wenn alte PatientInnen eine gewisse Narrheit an den Tag legen, sie fördern, ein wenig »mitspinnen«. Geschichten können gemeinsam erfunden werden.

8.6 Umgang mit Verlusten

Wer nicht in jüngeren Jahren bereits Verluste erlitten hat, wird mit dem Thema unweigerlich im Alter konfrontiert. Zum einen geht es um Verluste, die einen selbst betreffen, da ja der Körper nicht mehr der ist, den man in jungen Jahren hatte. Man ist zerbrechlicher geworden, anfälliger, das heißt, man hat damit fertig zu werden, dass nicht mehr alles so geht, wie es früher der Fall war. Unter dem Verlust äußerer Schönheit leidet mancher alte Mensch. Schwerer wiegt für die meisten aber der Verlust von nahestehenden Menschen. Zunächst sterben vielleicht die alten Eltern, viele, wenn nicht alle, der älteren Generation, Onkel, Tanten usw. Aber dann gehen auch die der eigenen Generation, und der Tod kommt immer näher. Das kann erhebliche Ängste auslösen.

Wie kann man sich dem Tod annähern?

Eine Ideensammlung: vielleicht Namen für ihn sammeln: Gevatter Tod, Bruder Tod, auch Schwester Tod, in anderen Sprachen ist er ja weiblich, … eine Gestalt für ihn finden: Sensenmann, … mit ihm sprechen, sich mit ihm vertraut machen.

Was wäre, wenn wir bewusster mit ihm lebten, mit seiner Gegenwart, ihn bewusster als Ratgeber ansehen würden? Wie sähe das Leben aus, heute, morgen, übermorgen, wenn man auf ihn hören würde?

Wie gehen andere Kulturen mit Tod und Sterben um? Welche Bilder gibt es da?

Es kann sein, dass es ist wie bei Frau H., dass nämlich kein Gespräch und keine Annäherung möglich zu sein scheinen – wir wissen nicht, was Frau H. im Stillen mit sich gemacht hat! Aber vielleicht helfen auch andere Vorstellungen. Menschen haben schon immer über dieses Thema nachgedacht, hingespürt zu ihm. Warum nicht Geschichten darüber lesen, Abschiedsbriefe wurden früher häufig geschrieben, manche davon kann man lesen, z. B. den von Matthias Claudius an seinen Sohn.

Der amerikanische Psychotherapeut Irvin Yalom plädiert dafür, sich an Epikur zu orientieren, der meinte, dass man ohnehin nichts mehr fühlen und wissen würde, wenn man tot wäre, wovor sich dann fürchten? Ähnliches sagt auch Epiktet. Vorstellungen über ein Leben nach dem Tod sollten ebenso zur Sprache kommen dürfen und respektiert werden. Religiöse Vorstellungen über das Leben nach dem Tod sind für viele eine wichtige Ressource.

Mir (L. R.) bedeutet ein Satz aus der Apostelgeschichte viel, in dem es heißt: »Gottes Zeit ist die allerbeste Zeit. In ihm leben, in ihm sterben wir.« Diese Sätze hat Bach auf wunderbare Weise vertont. In seiner Kantate »Gottes Zeit ist die allerbeste Zeit«, BWV 106, heißt es auch noch, »Herr, lehre uns, dass wir sterben müssen, auf dass wir klug werden«, aus dem 90. Psalm. Dieser Satz bedeutet für mich, dass die Beschäftigung mit unserer Endlichkeit etwas ist, was uns hilft, klüger – im Sinne der obigen Definition von Klugheit – und weiser zu leben. Das wiederum kann zu Gelassenheit verhelfen. Was mir auch noch hilft ist die Vorstellung, dass Menschen schon vor Jahrtausenden diese Themen hatten wie wir auch.

8.7 Gelassenheit und Achtsamkeit

Hat man vieles schon so häufig erlebt und daraus gelernt, dass das Leben ja doch weitergeht, kann das oft zu mehr Gelassenheit führen; auch wenn man oft dachte, wenn die Dinge nicht so geschehen, wie man sich das vorstellte, das sei der Weltuntergang. Als alter Mensch hat man schon so viele »Weltuntergänge« erlebt, dass man sie vielleicht nicht mehr so sehr fürchtet, und erfahren hat, dass es eben doch weitergeht. Gelassenheit hilft auch, den Tod mehr und mehr zu akzeptieren.

Wir empfehlen, PatientInnen zu Geschichten einzuladen, in denen sie sich bereits – mehr oder weniger – gelassen erlebt haben. Was hat ihnen da geholfen? Welche anderen Menschen? Welche Vorerfahrungen? Welche inneren Bilder und Erwartungen?

Es geht auch darum zu lernen, Dinge wahrzunehmen, ohne immer sofort ein Urteil zu fällen; das kann auch helfen, gelassener zu werden. Dazu können klassische Achtsamkeitsübungen beitragen, was allerdings für alte Menschen eher befremdlich sein kann, vor allem für

Hochbetagte. Man kann fragen, ob sie Tätigkeiten manchmal ganz konzentriert ausführen können, und dazu ermutigen. Es empfiehlt sich auch, nach Flow-Erfahrungen zu fragen. »Gibt es Momente, wo Sie ganz in einer Tätigkeit – oder Nichttätigkeit – aufgehen, ganz ›dabei‹ sind? Haben Sie schon Situationen erlebt, wo Sie durch eine solche Tätigkeit in eine innere Verfassung gerieten, wo Zeit und Raum keine Rolle mehr spielten? Möchten Sie mir davon erzählen?«

Einfach sein

»Die Dinge sind, wie sie sind, wenn du sie verstehst, die Dinge sind, wie sie sind, wenn du sie nicht verstehst«, sagt ein taoistischer Meister. Und von Ingrid Riedel habe ich gelernt, dass Meister Eckhart ganz ähnliche Gedanken vertreten hat. Bei ihm wird diese Haltung als »Leben ohne Warum« oder »sunder warumbe« beschrieben. Eckart meinte, dass wir nicht um des Himmelreichs willen oder um Gottes oder um der Seligkeit willen handeln sollen. Ich verstehe das als ein Handeln und Sein »ohne Grund«, »einfach sein« im doppelten Sinn, also einfach *sein* oder *einfach* sein. Es ist tatsächlich beides (s. Riedel 2010, S. 165–176).

Die meisten älteren Menschen haben schon solche Situationen erlebt. Sie können auf einer Bank sitzen und nichts wollen, sie können den Wolken nachschauen, ohne etwas Besonderes davon zu erwarten. Auch junge Menschen können das manchmal, aber die alten haben es vielleicht schon häufiger erlebt, und sie sind möglicherweise darin geübter.

Es gibt ja die schön-traurige Geschichte von Loriot, vom Mann, der »einfach nur dasitzen« will, der von seiner Frau nicht verstanden wird. Einfach nur dasitzen, nichts wollen, das kann eine Haltung werden, die zur Begleiterin werden kann.

Wir empfehlen aber auch, nach Kreativität, z. B. schreiben, malen, musizieren, gärtnern und vieles mehr, zu fragen und zum (weiteren) möglichst zweckfreien Tun zu ermutigen. Aber ebenso zum Nichtstun!

Das Schatzhaus der Menschheit

Selbst wenn früher nicht so viele Menschen alt geworden sind wie heute, so lohnt es sich aus unserer Sicht doch, sich dafür zu interessieren, wie Menschen früher das Alter gelebt und seine Herausforderungen bewältigt haben. Allein wenn ich diesen Ausdruck »das Schatzhaus der Menschheit« auf mich wirken lasse, den ich auch Ingrid Riedel (2010, S. 106) verdanke, wird mir warm ums Herz. Fragen wir also alte Menschen, was sie damit verbinden, falls sie mit dem Bild etwas anfangen können. Schätze unserer Ahninnen und Ahnen, Schätze aus fernen Kulturen, aus Märchen und Mythen, der Kunst und der Literatur, all das kann die Augen alter Menschen zum Leuchten bringen.

9. Mit traumatisierten alten Menschen arbeiten

In den Interviews von Lena-Sophie Kindermanns Studie haben mehrere TeilnehmerInnen traumatische Erfahrungen angedeutet oder sogar benannt. Und wenn man ihre Berichte liest, ist es schön mitzuerleben, dass ihr geduldiges, respektvolles und für ihre InterviewpartnerInnen anerkennendes Zuhören offensichtlich hilfreich war. Darüber hinaus hat sie jeweils eingeladen, sich mehr auf die freudvollen Erinnerungen und Vorstellungen zu konzentrieren. Auch dies hat sich offensichtlich als hilfreich erwiesen.

Aber es gibt auch Alte, die mit dem Schweren ihres Lebens nicht gut fertig geworden sind. Wären die StudienteilnehmerInnen in Therapie gewesen und hätten sie den Auftrag erteilt, mit den traumatischen Erfahrungen zu arbeiten, wären andere Ansätze zumindest ergänzend notwendig gewesen. Die will ich (L. R.) nun beschreiben. Wer sie anwenden will, sollte eine psychotherapeutische und womöglich sogar eine traumatherapeutische Qualifikation besitzen! Die grundsätzlichen Überlegungen sind aber für alle, die Alte betreuen, gedacht. Ich empfehle denjenigen, die sich intensiver damit beschäftigen möchten, mein Buch »Psychodynamisch Imaginative Traumatherapie – PITT, das Manual«.

Schlimme Dinge für sich behalten wollen

Viele alte PatientInnen machen deutlich, dass sie über die schlimmen Dinge aus ihrer Vergangenheit nicht sprechen möchten, auch nicht darüber nachdenken möchten. Während es früher, also besonders in jüngeren Jahren der Alten, die Regel war, dass man über Belastendes nicht sprechen sollte, gilt heute, dass es gut ist, wenn man über schlimme Dinge spricht. Leider wird daraus nicht immer ein Angebot, sondern Druck und Zwang. Wir haben schon mehrfach die Individualität hervorgehoben. Schon allein deshalb sollten wir die individuellen Vorstellungen der Alten respektieren. Als Wissenschaftler hat vor allem

George Bonanno gezeigt, wie unterschiedlich Menschen mit traumatischen Erfahrungen umgehen und dass es nicht wenigen zu helfen scheint, schlimme Erinnerungen wegzuschieben (Bonanno 2008). Auch hier gilt, dass Besserwisserei nicht hilfreich ist.

Verschiedene Formen von Narrativen

Aber es gibt auch PatientInnen, die ein Leben lang darunter gelitten haben, dass sie Belastendes niemals aussprechen konnten. Auch in den Interviews finden sich dafür eindrucksvolle Beispiele. Wenn alte Menschen signalisieren, dass sie etwas, was sie noch nie erzählt haben, erzählen möchten, sollte es möglich sein, hierfür Raum zur Verfügung zu stellen und ggf. behilflich zu sein, mit diesen Erinnerungen umzugehen.

Jedoch ist Erzählen nicht identisch mit einer *Traumakonfrontation.* Die meisten Menschen, die relativ stabil durchs Leben gekommen sind, verfügen über die Fähigkeit, auch extrem Schmerzliches relativ distanziert zu erzählen. Hier ist es wichtig, mitfühlend zuzuhören, da zu sein. Das kann manchen PatientInnen dann auch schon genügen.

Dann gibt es auch die Alten, die ihr Leben lang von den schlimmen Erfahrungen auf die eine oder andere Weise geplagt wurden und die nun am Ende ihrer Kräfte sind, weil eben noch andere altersbedingte Belastungen dazukommen. Hier sind eingehende traumatherapeutische Interventionen gefragt.

Diagnostische Einschätzung ist wichtig

Es empfiehlt sich, diagnostisch auf jeden Fall einzuschätzen, ob es sich um die Folge nach einem einmaligen Trauma handelt. Es könnte z. B. durch bestimmte Auslöser ein weit zurückliegendes einmaliges Trauma wieder reaktiviert werden, und es gilt einzuschätzen, ob die Symptome einer *nicht* komplexen posttraumatischen Störung vorliegen. Hier können vor allem kognitive verhaltenstherapeutische Interventionen, EMDR oder auch die »dialogische Traumatherapie« nach Butollo hilfreich sein.

Viele alte Menschen leiden aber unter *komplexen Traumafolgestörungen.* In diesem Fall sollte geklärt werden, ob die Traumafolgestörung auf dem Boden einer schweren Bindungsstörung angesiedelt ist, was z. B. bei sexualisierter und anderer Gewalt in der Kindheit der Fall sein könnte, oder ob es sich um eine zwar komplexe Traumatisierung z. B. durch Krieg und Vertreibung handelt, diese aber immerhin eingebettet gewesen sein könnte in eine relativ stabile Bindung an Halt gebende Bezugspersonen. Menschen, die das Glück hatten, stabile Bindungserfahrungen gemacht zu haben, zeichnen sich in der Regel dadurch aus, dass sie im späteren Leben ebenfalls relativ stabile Bindungen erlebt haben. Wenn man sich also nach den Lebensumständen der Menschen erkundigt, lässt sich meist ein relativ klares Bild zum Bindungsverhalten erschließen.

Kriegs- und Vertreibungserfahrungen können also verbunden sein mit sehr belastenden Bindungserfahrungen, wie z. B. frühen Verlusten naher Bezugspersonen und leider eben auch mit Erfahrungen von sexualisierter Gewalt, Gewalt und Vernachlässigung in der Familie, oder, wie bei Hannelore Kohl, die als 12-Jährige Opfer einer mehrfachen Vergewaltigung geworden war. Menschen mit solchen Lebenserfahrungen sind häufig erheblich mehr belastet als die zuvor genannten. Aber auch unter ihnen gibt es solche, die über eine hohe Resilienz verfügen und verfügten. Die Erkundung traumatischer Erfahrungen sollte daher immer auch gekoppelt sein an die Erkundung von Ressourcen und Resilienz oder an die »Überlebenskunst« (Reddemann 2006).

Mögliche Interventionen bei nicht komplexer posttraumatischer Belastungsstörung

Am besten untersucht sind derzeit verhaltenstherapeutische Interventionen, vor allem aus der kognitiven Verhaltenstherapie. Allerdings weisen Wampold et al. (2010) darauf hin, dass es derzeit keine wissenschaftlich haltbare Evidenz dafür gebe, dass irgendeine Therapie für traumatisierte Patienten einer anderen überlegen sei. (Es sei angemerkt, dass über die Ergebnisse von Wampold et al. heftig gestritten wird.)

Interventionen bei komplexer Belastungsstörung

Gerade im Hinblick auf komplex traumatisierte Patientinnen und Patienten wird von erfahrenen TherapeutInnen aller Schulen immer wieder darauf hingewiesen, dass es nicht *die* Therapie gebe, da jeder Fall einzigartig ist. Wir empfehlen daher all denen, die sich intensiv mit dem derzeitigen Stand der Wissenschaft beschäftigen möchten, das von Christine Courtois und Julian Ford herausgegebene Buch »Komplexe Traumafolgestörungen und ihre Behandlung« zu lesen.

9.1 Der Behandlungsansatz der Psychodynamisch Imaginativen Traumatherapie (PITT)

Ich (L. R.) möchte hier meinen Behandlungsansatz vorstellen, der sich seit gut 25 Jahren klinisch bewährt hat. Dieser Behandlungsansatz ist unter dem Namen »Psychodynamisch Imaginative Traumatherapie« bekannt geworden und wird inzwischen von vielen Psychotherapeutinnen und Psychotherapeuten angewandt (s. dazu ausführlich Reddemann 2012/2001 und 2011/2004).

Anhand einer Fallvignette will ich weiter unten den Ansatz, so wie ich ihn mit alten, traumatisierten Menschen anwende, vorstellen und kommentieren:

Das Herzstück dieses Ansatzes ist die Arbeit mit sogenannten verletzten Anteilen. Was ist damit gemeint?

Menschen, die den Zweiten Weltkrieg erlebt haben, hatten z. B. beim ersten Golfkrieg zum Teil mit für sie kaum nachvollziehbaren Ängsten zu tun, die sich im Laufe der Jahre durch die danach folgenden Kriege verstärkt haben können. Die betreffende Person konnte sogar wissen, dass diese Ängste einen unrealistischen Kern hatten, was aber nicht half.

In PITT stellen wir uns vor, dass alles in uns, was je verletzt wurde, weiterlebt – wie auch das Gesunde weiterlebt – und nach Heilung strebt. Aber wie? Verletzungen der Seele heilen nach allem, was man jetzt weiß, am besten durch mitmenschliche Zuwendung, Verständnis, Anerkennung des Leidens und Trost. Wurde ein Mensch seelisch verletzt und kann er davon nicht heilen, hat das nach meiner Erfahrung am meisten damit zu tun, dass der eben genannte Trost- und Heilungsprozess nicht stattfand. Man stelle sich ein Kind im Krieg vor, dessen ganze Umgebung ebenfalls traumatisiert ist, da kommen Trost und Verständnis zu kurz. Ich habe mit vielen Menschen gearbeitet, die im Prinzip bemühte Eltern hatten, die jedoch durch das Kriegsgeschehen selbst so traumatisiert waren, dass ihre Fähigkeit, angemessen mit – vor allem – kleinen Kindern umzugehen, versagte. Das verletzte, ungetröstete Kind lebt im Selbst weiter. Allerdings oft abgekapselt, sodass es über lange Zeit gar nicht bemerkt wird, und es gewisser Auslösereize, z. B. eine Berichterstattung im Fernsehen über einen Krieg, bedarf, dass dieser verletzte Teil wahrgenommen werden kann.

Die Notwendigkeit des Tröstens

Es wurde schon lange angenommen, dass man das Trösten nachholen sollte. Das Problem bestand aber darin, dass der Trost der Therapeutin, des Therapeuten niemals ausreichte, sodass man das meist wieder aufgab, weil Patientinnen und Patienten leider genau dadurch immer abhängiger wurden. In der PITT ist nun der Ansatz so, dass über den Weg der Vorstellungskraft vom Patienten/von der Patientin der Trost sich selbst gegeben wird. Natürlich braucht es dazu eine mitfühlende Therapeutin/einen mitfühlenden Therapeuten, die quasi vorbildhaft Tröstendes ausdrücken und die Patientin ermutigen, sich selbst Trost zuzusprechen. Und, wo immer möglich, sich vorzustellen, wie sie/er ihr »jüngeres Ich«, also quasi sich selbst, liebevoll umarmt und hält. In der Vorstellung geschieht also genau das, was damals hätte geschehen sollen. Wir nennen das daher oft auch »Nachbeelterung«:

Diese Arbeit ist im Prinzip nicht schwierig, wird es aber dadurch, dass komplex traumatisierte Menschen in sich viel mehr als nur einen verletzten Teil haben. Man kann sich vorstellen, dass diese Teile alle Trost, Verständnis und Mitgefühl benötigen und dass man sie nur schwer alle auf einmal versorgen kann. Außerdem wird die Sache dadurch kompliziert, dass das, was man der erwachsenen Patientin sagt, noch lange nicht bei dem bzw. den verletzten Teilen ankommen muss. Wir haben das als TraumatherapeutInnen lange nicht verstanden. Erst das Ehepaar Watkins sowie Ellert Nijenhuis brachten Licht ins Dunkel der Therapiemöglichkeiten mit ihren Theorien. Die Watkins mit ihrer auf Paul Federn und letztlich auf C. G. Jung zurückgehenden Theorie der Ego States, Nijenhuis mit seiner auf Myers sich beziehenden Theorie der »strukturellen Dissoziation der Persönlichkeit« (ausführlich dazu Watkins, Watkins 2003; Van der Hart, Nijenhuis, Steele 2006).

Ich will das hier so einfach wie möglich erklären, wichtig ist mir zu betonen, dass es sich um Theorien, nicht Wahrheiten handelt. Allerdings in der klinischen Praxis hilfreiche Theorien, die helfen, mit komplexen Sachverhalten in einer Weise umgehen zu können, die sowohl für die PatientInnen bekömmlich sind und den TherapeutInnen eine klare Orientierung ermöglichen. (Was nicht bedeutet, dass dieser PITT-Ansatz immer für jede/n angezeigt ist. Es gibt keine Therapie, die das leisten könnte!)

»Nachbeelterung«

Bei traumatischen Erfahrungen scheint es so zu sein, dass sich unsere Persönlichkeit »aufspaltet«, ein Teil funktioniert weiter, ein anderer bleibt »in der traumatischen Erfahrung stecken«. Der (oder die, bei Mehrfachtraumatisierung) weiter funktionierende Teil hat davon den Vorteil, dass er wenig oder nichts vom Schlimmen weiß und deshalb mit dem Leben recht gut fertig wird. Man kann auch sagen, dass der Patient/die Patientin von dieser Aufspaltung insoweit profitiert, als sie einigermaßen funktionsfähig bleiben. Oft sind diese gut funktionierenden Teile allerdings bemüht, möglichst wenige Gefühle an sich heranzulassen, was sich im Lauf des Lebens durchaus als störend herausstellen und auswirken kann. Die traumatisierten Teile andererseits sind »wie eingefroren« in ihrer traumatischen Erfahrung und bekommen nicht mit, dass das Leben weitergeht, oft sogar ganz gut weitergeht. Sie wissen sozusagen nicht, dass der Krieg längst vorbei ist. Wenn nun wohlmeinende TherapeutInnen ihren PatientInnen sagen, »Frau X., Sie sind jetzt erwachsen, der Krieg ist vorbei«, dann haben wir die schwierige Situation, dass die Therapeutin davon auszugehen scheint, die Patientin wisse das nicht, was aber ein Irrtum ist; natürlich weiß die Patientin, dass jetzt das Jahr 2013 ist und zum Glück kein Krieg in Mitteleuropa. Aber das traumatisierte Kriegskind weiß es nicht, hört auch nicht, da es quasi weit weg ist, dass die Therapeutin der Erwachsenen grade sagt, der Krieg sei vorbei. Außerdem würde dieser Satz auch nicht allzu viel helfen, selbst wenn er gehört würde, *denn es geht um gute neue Erfahrungen, nicht kluge Einsichten.* Die guten neuen Erfahrungen für den – oder die – traumatisierten Teil(e) wären aber das, von dem wir schon gehört haben, wie sich Menschen von Traumata, auch schlimmer Art, erholen können: nämlich Trost und Mitgefühl.

Letztlich, so meine ich, kann nach lange zurückliegenden traumatischen Erfahrungen nur der heutige Mensch sich selbst *oft genug* Trost und Mitgefühl geben. Die Nachbeelterung sollte also überwiegend im

Selbst stattfinden. Daher ist es mein Anliegen, Menschen dabei zu helfen, dass sie lernen, sich selbst zu trösten und sich selbst mitfühlend zu begegnen.

9.2 Klinisches Beispiel

Frau A., Jahrgang 1939, erlebte den Krieg als Kleinkind in Ostpreußen, der Vater war während der Kriegsjahre abwesend, die sehr junge Mutter mit ihrem Kind überfordert. Die Mutter hatte meist panische Angst aufgrund der kriegsbedingten Verhältnisse. Das Kind lernte früh, sich ganz auf die Mutter einzustellen, und fühlte sich oft schuldig, wenn es der Mutter schlecht ging. Die Patientin entwickelte ein unsicheres Bindungsmuster und konnte sich aus ihrer Not häufig nur durch Dissoziation retten. Zum Glück gab es eine zugewandte Tante und einige andere Menschen, die sich um das Kind immer wieder liebevoll kümmerten. Außerdem verfügte das Kind über eine ausgeprägte Vorstellungskraft, sodass sich das kleine Mädchen mithilfe von Tagträumen immer wieder tröstete. Sie hatte imaginäre Freunde und auch imaginäre Helferwesen für sich erfunden.

Die Flucht brachte viele massive traumatische Erfahrungen mit sich, vor allem Hunger und Kälte und Todesangst. Im Westen angekommen, lebten Mutter und Tochter einige Jahre bei Verwandten, die die beiden stets merken ließen, dass sie unwillkommen waren. (Es lohnt sich, das Buch von Kossert »Kalte Heimat« dazu zu lesen, um nachvollziehen zu können, wie wenig Flüchtlinge aus dem Osten im Westen willkommen waren.) Hier erlebte die Patientin viele Demütigungen und Entwürdigungen. Nun half ihr neben ihrer Vorstellungskraft ihre Intelligenz. Sie war eine gute Schülerin und wurde von den meisten ihrer LehrerInnen gemocht und gefördert.

Der Vater kam als Spätheimkehrer als gebrochener Mann aus Russland zurück, was in der ersten Zeit für alle Seiten eine große Herausforderung darstellte, mit der die Familie aber zum Glück doch recht gut fertig wurde. Hilfreich war auch, dass die Familie eine eigene Wohnung beziehen und der Vater eine Arbeit finden konnte. Die Patientin konnte eine relativ stabile Beziehung zum Vater entwickeln, die Beziehung zur Mutter blieb aber bis zu deren Tod hoch problematisch und ambivalent.

Die Patientin litt lebenslang unter wiederkehrenden Depressionen und Panikattacken, die aber durch frühere Therapien deutlich abgenommen hatten, außerdem falle ihr immer wieder auf, dass sie »nicht richtig da sei«, es sei ihr aber gelungen, das meist vor anderen zu verbergen, nur ihr Anfang der 70er-Jahre geborener Sohn merke das sehr gut und sie fürchte, dass er darunter auch gelitten habe. Im Übrigen habe sie alles getan, um ihm eine gute Mutter zu sein.

Frau A. suchte als 73-Jährige meinen Rat, eine längere Behandlung wolle sie nicht, sie habe schon sehr viel an sich gearbeitet in verschiedensten Therapien. Sie wolle etwas für sich tun, dass sie nicht mehr so viel »wegdriften« müsse. Mein Konzept ist ihr bekannt, sie hat meine Bücher gelesen. Sie findet es überzeugend, verletzte innere Anteile zu versorgen, aber allein könne sie das nicht. Sie glaube, dass, wenn sie wegdrifte, sich ihre verletzten Kinder melden würden. Und denen wolle sie helfen. Ob ich einverstanden sei, fünf Stunden mit ihr zu arbeiten. Dem stimme ich zu, bitte sie aber, dass wir gegebenenfalls über eine Verlängerung nachdenken sollten, wenn wir nicht so viel schaffen sollten, wie sie sich vorgenommen habe. Dem stimmt sie zu. Es sei hier der therapeutische Prozess verkürzt dargestellt:

Die ersten beiden Sitzungen

Zunächst frage ich sie, was sie derzeit am meisten belaste. Sie meint, ihre Hoffnungslosigkeit. Sie beschreibt mehrere Situationen, in denen sie sich mut- und hoffnungslos fühlte.

Schließlich frage ich sie: »Wer in Ihnen ist hoffnungslos, sind Sie das, die 70-Jährige, jüngere Ichs in Ihnen oder alle zusammen?« Diese Frage stelle ich so, weil ich nicht genau weiß, ob diese Hoffnungslosigkeit auch, oder ausschließlich, mit ihrem aktuellen Leben zusammenhängen könnte.

Nachdenklich meint sie: »Das sind ein paar kleine Mädchen, so von 1 bis 5 oder 6 Jahre.« Und wir überlegen gemeinsam, wie diese Kleinen möglichst alle getröstet und versorgt werden könnten. Sie stellt sich eine alte Frau vor, »eine Großmutter, die noch fit ist und ganz liebevoll. Die kümmert sich um alle.« Sie haben alle zusammen ein schönes Kinderzimmer und noch ein Spielzimmer, die Größeren können auch draußen spielen, da ist viel Platz, und dann sind da auch noch andere Kinder. Und Tiere, ja allerhand Tiere, mit denen sie auch spielen können.« Sie scheint glücklich bei diesen Vorstellungen zu sein, und ich frage sie, wie es ihr mit diesen Bildern geht: »Ich bekomme gute Laune. Es ist schön, das zu sehen, wie die spielen und Freude haben. Ich war als Kind immer, immer angespannt, wissen Sie.« – »Das muss sehr schwer für Sie als Kind gewesen sein.« – »Ja, da sagen Sie was …« Sie wird nachdenklich: »So richtig habe ich das noch nie an mich rangelassen. Ja, es war grausam, obwohl meine Mutter ja nichts dafür konnte. Die war ja erst 18 bei meiner Geburt … Aber eigentlich … da konnte ich doch nichts dafür.« – »Nein, dafür konnte das Kind nichts, es musste sehen, wie es damit irgendwie fertig werden konnte. Wie hat sie das geschafft?« – »Zum Glück hatte sie ja die Tante und ihre Träume natürlich.« »Möchten Sie das auf irgendeine Art den Kleinen sagen? Also, dass Sie wissen, dass sie es schwer hatten und dass Sie froh und stolz sind, dass die das so gut hinbekommen haben.« – »Gut hinbekommen? Das habe ich noch nie gedacht. … Aber vielleicht haben Sie recht. … Doch, ich nehme sie alle der Reihe nach in den Arm und sage es denen, die es verstehen, die anderen umarme ich einfach.« Wir sind beide eine Weile still, dann frage ich sie, wie es ihr und den Kleinen geht. »Gut«, meint sie. »Können Sie es im Körper spüren?« – »Ja, es ist ganz warm und leicht in mir und die Anspannung im Nackenbereich hat nachgelassen … Und, ich fühle Freude. Das ist … also, als wollte ich tanzen!« – »Möchten Sie das vielleicht tun oder lieber nur sich vorstellen?« Sie schaut mich überrascht an: »Jetzt tanzen? Wäre Ihnen das denn recht?« – »Ja, ich würde mich freuen, wenn Sie sich das erlauben.« – »Ich glaube, ich mache es lieber zu Hause, aber es fühlt sich gut an, dass Sie sich mitfreuen.« – »Können Sie sich vorstellen, dass Sie mit den Kleinen zusammen tanzen, damit die erleben können, dass sie sich jetzt freuen dürfen? Übrigens für immer!« – »Das muss ich mir noch richtig überlegen, aber da fällt mir schon was ein …« Wir besprechen noch, dass es gut ist, wenn sie sich jeden Tag Zeit für die Kleinen lässt, zum einen, dass die erleben können, dass es sie gibt, und dass sie neben der großmütterlichen Frau auch für sie da ist, zum anderen für sie selbst, dass sie erleben kann, dass es den Kleinen heute gut geht. Das verspricht sie.

Zwei Wochen später kommt sie wieder. Sie wirkt verändert, heiterer und erzählt gleich, dass es ihr viel besser gehe. »Ich hätte nicht gedacht, dass das so geht. Eigentlich haben Sie doch gar nicht viel gemacht, oder?« Es scheint ihr ein wenig peinlich zu sein, dass sie das so sagt.

»Nein, ich habe nicht viel gemacht. Ich habe Ihnen vor allem zugehört und Sie ermutigt. Und dass Sie das annehmen konnten, hat mit Ihnen zu tun, ist Ihre Fähigkeit, diese Anregungen zu verwenden, und das hat, so wie ich es verstehe, mit Ihren Selbstheilungskräften und Ihrem Selbstheilungswillen zu tun, die ja immer schon da waren. Ich habe Sie da nur ein bisschen angestoßen.« – »Na ja, ich glaube, etwas mehr war es schon … jedenfalls bin ich froh, dass ich mich entschieden habe, mit Ihnen zu arbeiten. Denken Sie, wir können uns heute um das Kind kümmern, das diese grauenhafte Flucht durchgemacht hat?« Ich stimme zu, bitte sie aber noch, mir zu erzählen, wie es den Kleinen geht und ob sie getanzt hat. Ja, sie hat sich täglich um die Kleinen gekümmert und getanzt haben sie auch zusammen. Das sei sehr schön. Ich bitte sie, das noch für längere Zeit fortzusetzen. Damit sich alle aneinander gewöhnen könnten. Darüber muss sie lachen und verspricht weiterzumachen.

In einer klassischen Therapie hätte man ggf. thematisiert, ob die Patientin die Therapeutin vielleicht abwerten möchte, sich an ihr stellvertretend rächt, als sei sie die Mutter, die sich nicht gut genug gekümmert hat. In einer Therapie, wie wir sie verabredet hatten, scheint mir das nicht sinnvoll. Dazu hatte ich keinen Auftrag. Und, was noch wichtiger ist, in einer Therapie mit einem traumatisierten Menschen sollte man »traumaadaptiert« arbeiten. Das heißt, dass man Patienten nicht mehr Stress macht, als sie ohnehin haben. Eine Konfrontation an dieser Stelle hätte die Patientin als Ablehnung erleben können, was für sie zusätzlicher Stress gewesen wäre. Darüber hinaus gilt die Empfehlung, traumakompensatorische Schemata nicht zu deuten. Das bedeutet, dass man das Verhalten der Patientin mir gegenüber auch als Schutz vor zu viel Nähe verstehen kann und als Autonomiestreben. Sie hatte eine unzuverlässige Mutter, mit der Nähe schwer möglich war. Jetzt die Therapeutin allzu nahe an sich heranzulassen, könnte gefährlich und sogar traumaaktivierend sein. So wird sie von unserer Arbeit wohl am besten profitieren, wenn ich sie mit allem akzeptiere, ist meine Annahme. In einer auf längere Dauer angelegten Therapie wäre es nach entsprechender Stabilisierung denkbar, dass dieser Übertragungsaspekt zur Sprache kommen könnte – allerdings auch nicht unbedingt müsste!

Die dritte und vierte Sitzung

Da ich wusste, dass auf der Flucht mehrere traumatische Ereignisse stattgefunden hatten, erklärte ich ihr, dass es möglicherweise mehrere traumatisierte Kinder sein könnten, da es oft so sei, dass bei verschiedenen Traumata jeweils neue Ego States entstehen würden. Ob sie schauen könne, was sich ihr da zeige. Es sei auch möglich, ihre innere Weisheit oder die innere Beobachterin zu Hilfe zu holen und diese Frage mit deren Hilfe zu klären. »Innere Beobachterin geht, die kenne ich vom Meditieren … Es sind drei, die eine, die die – Sie wissen schon – gesehen hat und fast vor Angst gestorben ist. Dann die, die immer so gefroren hat, und dann noch eine, die sich verlaufen hat.« – »Wie können Sie sich um diese Kleinen kümmern, vielleicht doch um jede einzeln, oder?« – »Ja, ich glaube schon.« – »Um welche möchten Sie sich zuerst kümmern?« – »Eigentlich um die, die Todesangst hat, aber davor habe ich Angst.« – »Das verstehe ich. Es war ja ein entsetzliches Erleben, das dieses Kind durchmachen musste, und es könnte *Sie* zu heftig ergreifen. Haben Sie eine Idee, wie es gehen könnte, dass dieses Kind gut versorgt wird, dass es erleben kann, dass da Trost und Mitgefühl sind?« – »In Ihren Büchern kommen ja manchmal Engel vor … ja, das ist gut, da ist jetzt ein Engel, der nimmt sie in den Arm und sagt ihr, ich weiß, dass es ganz, ganz schlimm war, was du da gesehen hast, und dass du große Angst hattest. Jetzt weint sie… Mir ist auch zum Weinen zumute. Warum machen Menschen so etwas?! Der Engel sagt jetzt zu ihr, dass sie mitkommen soll und dass alles vorbei ist. Dass sie in das Häuschen zu der alten Großmutter gehen kann, die für alle Kinder da ist, und dass der Engel auch bei ihr bleibt.« – »Das ist schön, dass der Engel sie zur Großmutter bringt und auch, dass er bei ihr bleibt, um sie noch weiter zu trösten. Wie ist das für Sie?« – »Es ist sehr gut so! Ich glaube gar nicht an Engel, aber es ist mir spontan so eingefallen. Hilft es dann trotzdem?« – »Ich glaube, dass es hilft, weil es tief aus Ihnen kommt, selbst wenn die erwachsene Vernunft das nicht mehr glauben will. Ich denke, es sind verschiedene Ebenen, die beide gut und richtig sind.« – »Das ist gut, dass beide Ebenen gut und richtig sind, damit kann ich etwas anfangen.« Sie berichtet, dass sie sich erleichtert fühlt und die Kleine auch, dass sie aber auch ziemlich erschöpft sei und mehr gehe heute nicht mehr. Ob es o. k. sei, die anderen das nächste Mal zu versorgen?« – »Was meinen Sie selbst, oder vielleicht wäre das eine Frage für die innere

Weisheit?« – »Vielleicht wäre es schon gut, wenn die da weggehen könnten.« – »Könnte der Engel sie wegbringen?« – »Nein, das geht nicht. Ach du lieber Himmel, jetzt sehe ich, dass die da nicht wegkönnen, die können doch die Mutter nicht allein lassen.« – »Ja, das Kind hat sich immer für die Mutter verantwortlich gefühlt. Es weiß nicht, dass das alles lange vorbei ist. Wir haben noch Zeit, aber Sie haben gesagt, dass Sie sehr erschöpft sind …« – »Ich glaube, ich hatte Angst, aber es wäre doch besser, wenn ich die Kleinen an dem guten Ort wüsste. Kann der Engel den Kleinen erklären, dass alles lange vorbei ist?« – »Wie wäre es, wenn Sie ihn fragen?« – »Er lächelt, geht zu den beiden und sagt zu ihnen, dass sie da weggehen können, weil der Krieg schon lange vorbei ist und die Mama alt geworden und im Himmel ist. Und dann sagt er noch, dass ich da bin und schon eine Oma bin. Und weil ich schon eine Oma bin, können sie glauben, dass der Krieg schon lange vorbei ist. Sie sollen mich mal anschauen … Jetzt sehen sie mich und ich schaue sie ganz lieb an. Das mögen sie … jetzt gehen sie mit dem Engel zu der alten Großmutter. Ich glaube, es ist doch gut, dass wir das jetzt noch gemacht haben.« – »Ja, ich denke auch, dass es sehr gut ist, dass Sie sich die Zeit dafür genommen haben, auch wenn es nicht so leicht für Sie war.« Ich lade sie erneut ein, nochmals zu spüren, wie es ihr geht, und sie meint, sie sei sehr müde, aber auf eine angenehme Art. Sie gehe jetzt nach Hause und werde schlafen.

In der nächsten Sitzung, wieder zwei Wochen später, berichtet sie, dass es ihr »irgendwie schon besser gehe, aber irgendwie auch nicht«. Sie habe so eine Stimme in sich, die ihr sage, dass sie ihre Mutter verrate, und das verunsichere sie sehr. Sie habe ja immer schon gedacht, dass sie kein Recht habe, dass es ihr gut gehe, jedenfalls nicht besser als ihrer Mutter.

In der dritten Sitzung ging es um die Versorgung eines kindlichen Teils, der eine Vergewaltigung beobachtet hatte. Es lässt sich denken, wie schmerzlich es für die Patientin sein muss, sich damit noch einmal auseinanderzusetzen. Deshalb war es besonders wichtig, dass sie Schritt für Schritt von mir zwar gut begleitet, aber doch aus sich heraus – man erinnere sich an die Aussage von Frau W. – Wege fand, sich mit diesem Thema entsprechend ihrem eigenen Vermögen zu beschäftigen. Die Stimme, die sagt, dass es ihr nicht besser gehen darf als der Mutter, bedeutet nach meiner Einschätzung, dass wir es mit einem inneren Teil zu tun hatten, den man als »malignes Introjekt« bezeichnet. Solche Teile entstehen dadurch, dass wir etwas von wichtigen Bezugspersonen in uns aufnehmen. Diese Vorgänge sind in der frühen Kindheit normal, das heißt, Introjektion passiert jedem und ist auch nützlich. Schwierig wird es natürlich, wenn wir etwas in uns aufnehmen, was unseren eigenen Interessen zuwiderläuft. Es ist für das psychische Gleichgewicht nicht gesund, andere wichtiger zu nehmen als sich selbst. Andererseits war es für das Kind damals nicht anders möglich, wenn es die Mutter nicht verlieren wollte oder ihre Liebe. Also war dieser Vorgang in gewisser Weise doch sinnvoll, nämlich fürs Überleben des Kindes, das ja auf die Mutter angewiesen war und ohne sie nicht lebensfähig gewesen wäre.

Das erkläre ich so ähnlich auch Frau A., die es einleuchtend findet. »Aber warum denke ich das heute immer noch, wo meine Mutter ja schon eine ganze Weile tot ist?« Nun sprechen wir darüber, dass alles, was wir in der Kindheit oft hören und erleben, sich besonders stark einprägen kann und dass alles, was mit Trauma zu tun hat, sich ja nicht weiterentwickelt, sodass solche Teile in gewisser Weise auch nicht lernen konnten, dass die Zeit weitergegangen ist und sie längst selbst groß, sogar schon eine alte Frau. »Erstaunlich! Dass so etwas so hartnäckig ist?!«

Ich lade sie dazu ein, dieser Stimme eine Gestalt zu verleihen, wenn sie möchte. Sofort fällt ihr Fräulein Rottenmeier aus »Heidi« ein, die ihr im Übrigen als Kind oft Angst eingejagt hatte. »Können Sie sich vorstellen, dass Sie dem Fräulein Rottenmeier erklären, dass Sie jetzt verstehen, dass sie Ihnen ja eigentlich helfen will?« – »Oh je, das fällt mir aber schwer, obwohl ich es ja irgendwie einsehe … Kann ich das auch den Engel machen lassen?« – »Warum nicht?« – »Gut, dann frage ich ihn … Ja, er kann das machen. Er ist immer freundlich, das ist schon besonders. Also, wenn der Engel mit dem Fräulein Rottenmeier spricht, dann wird die irgendwie netter … Jetzt sieht sie eher aus wie ich in der Pubertät, sie sieht auch traurig aus …« – »Haben Sie sich in der Pubertät auch noch für Ihre Mutter verantwortlich gefühlt?« – »Ja, und wie. Das habe ich Ihnen nicht erzählt. Da haben sich meine Eltern dauernd gestritten, und meine Mutter wollte nicht mehr leben. Ja, da musste ich viel auf sie aufpassen.« – »Dann müssten Sie oder der Engel ihr vielleicht erklären, wie lange das schon vorbei ist. Aber auch, dass es gut war, dass sie sich so für die Mutter verantwortlich gefühlt hat.« –

»Das kann ich jetzt selber machen, sie ist viel weicher geworden. Und wissen Sie was, jetzt sagt sie, dass ich jetzt aufpassen soll, dass sie das lange genug gemacht hat, und sie möchte sich mal ausruhen. Ich sage ihr, dass mir das recht ist … und dann sage ich ihr noch danke, dass sie mir geholfen hat …« – »Ist es nicht erstaunlich, wie sich das in Ihnen gewandelt hat?« – »Ja, aber es fühlt sich gut an, weil ich es jetzt verstehe. Es hat alles einen Sinn …« – »Wenn Sie sich jetzt noch einmal vorstellen, Ihre Jüngeren sind am guten Ort bei der Großmutter, wie fühlt sich das jetzt an? Können Sie sich das jetzt vorstellen, ohne sich schlecht zu fühlen?« Frau A. nimmt sich Zeit, genau hinzuspüren, und meint dann, doch ich kann es mir jetzt vorstellen, aber ich muss es beobachten.

In der folgenden, fünften, Stunde bittet sie sofort darum, dass wir das Mädchen aus der Pubertät auch noch versorgen. Was wir tun. Am Ende der Stunde lächelt sie verschmitzt und meint, »ich glaube, wir kommen doch nicht ganz hin mit den fünf Stunden, was meinen Sie?« Ich bestätige ihren Eindruck und frage sie, wann sie es für sinnvoll hält, dass wir eine weitere Stunde haben. Sie meint, vier Wochen wären gut. In dieser Stunde werten wir noch einmal alles aus, was wir gearbeitet haben, und besprechen, wie sie mit ihren Anteilen, ihren »anderen Ichs« fürsorglich und achtsam umgehen kann, und dass sie sich, wann immer sie möchte, auch wieder melden kann. Das hat sie insofern getan, als sie mir ein halbes Jahr später schrieb, dass es ihr gut gehe und sie froh sei, dass sie »mit sich im Reinen« sei.

Diese Patientin hatte zum einen viel therapeutische Vorerfahrung und kannte mein Konzept. Das war sicher ein Grund, warum wir nicht mehr als sechs Stunden zu arbeiten hatten. Andererseits ist es nicht untypisch für alte Menschen, dass sie sehr gezielt an Themen arbeiten wollen und damit dann auch zufrieden sind. Wir haben in diesen Stunden einige Themen, die in der Lebensgeschichte anklangen, nicht weiter vertieft. Da die Patientin zufrieden schien mit dem, was wir erarbeitet hatten, sah ich keinen Grund, darauf zu bestehen, Weiteres zu bearbeiten.

Die Lebensrückblick-Therapie

Ich möchte hier auch noch auf die Lebensrückblick-Therapie verweisen, die von Verena Kast aus tiefenpsychologischer Sicht beschrieben wird, von Andreas Maercker aus verhaltenstherapeutischer Sicht (Kast

2010; Maercker, Forstmeier 2012). Auch hier handelt es sich um eher kurztherapeutische Interventionen von im Allgemeinen 25 Stunden.

Es gibt aber auch PatientInnen, denen es guttut, wenn sie eine längere Therapie machen können, ja für manche ist auch eine langfristige psychoanalytische Behandlung angezeigt. Gerade bei der hier beschriebenen Patientin hätte auch das Sinn machen können. Die Patientin hatte schon früher psychoanalytisch gearbeitet und wusste also genau, dass sie diese Art von Therapie zum damaligen Zeitpunkt nicht wollte. Das habe ich respektiert.

Mir geht es hier darum, das Wesentliche von PITT deutlich zu machen. Selbstverständlich kann jeder der hier beschriebenen Schritte auch sehr viel mehr Zeit beanspruchen, sodass zumindest 25 Stunden zu planen sinnvoll ist. Dennoch sind die Prinzipien die gleichen.

Erstens sollte man PatientInnen informieren über Traumafolgen und ihnen die Konzepte der »strukturellen Dissoziation der Persönlichkeit« und der Ego States nahebringen. (Es ist hier nicht möglich, diese Konzepte und deren Unterschiede zu erläutern. Ich arbeite vorzugsweise mit dem Konzept der Ego States, da es meinem psychoanalytischen Denken näher liegt. Mehr in Reddemann 2011.)

Zweitens sollte man dabei behilflich sein, dass sich PatientInnen dazu in der Lage fühlen, sich ihren »jüngeren Ichs«, also z. B. dem kleinen Kind, in sich liebevoll zuzuwenden und es so zu trösten, wie man kleine Kinder tröstet.

Und drittens sollte man Geduld haben und damit rechnen, dass es sich nicht nur um einen verletzten Anteil handeln muss, sondern um mehrere, ja sogar viele.

Was viertens bedeutet, den Atem aufzubringen, sich nach und nach um all die verletzten Anteile in der Patientin/dem Patienten zu kümmern.

Daher wäre es fünftens ein Irrtum anzunehmen, dass diese Arbeit immer schnell vonstatten geht, sie kann aber dennoch schon beim ersten Mal eine gewisse Erleichterung bringen, weil PatientInnen erleben, dass sie sich selbst gegenüber nicht mehr ganz hilflos sind. Diese Hilflosigkeit sich selbst gegenüber ist nämlich außerordentlich schwer zu ertragen und führt oft dazu, dass traumatisierte Menschen sich dafür hassen, dass sie sind, wie sie sind. Das bedeutet, dass zu der ursprünglichen Verletzung noch viele andere dazukommen – stellen Sie sich vor, wie viele das bei einem alten Menschen sein können –, die der Mensch sich durch Selbsthass und Selbstvorwürfe zufügt. Das heißt, wir helfen den PatientInnen auch dabei, Selbsthass und Selbstvorwürfe zu mildern, schließlich zu überwinden. Dazu braucht es allerdings auch immer wieder längere Erklärungen über die Zusammenhänge der aktuellen Schwierigkeiten mit den früheren Verletzungen. Das leuchtet nicht immer allen Menschen sofort ein. Man kann sie daher einladen, zunächst zu schauen, ob dieses Sichselbsttrösten eine positive Wirkung hat. Machen PatientInnen diese Erfahrung, so sind sie meist bereit, damit fortzufahren. Das wiederum bedeutet aber nicht, dass sie das allein machen können oder wollen. Kurzum, die Therapie kann auch länger dauern.

Im Fall der Frau A. tauchte auch noch ein Introjekt auf, was relativ häufig sein kann. Ich habe beobachtet, dass vieles dafür spricht, dass sogenannte maligne Introjekte bei interpersonellen Traumatisierungen da sein müssen – maligne Introjekte sind solche, die sich schädigend auf das Wohlbefinden der Patientin auswirken. Dennoch zeigen sich diese Introjekte nicht immer so, dass sie die therapeutische Arbeit stören. Ich bin der Meinung, man soll nur mit ihnen arbeiten, wenn sie stören, d. h., ich suche sie nicht. Aber ich gehe auf sie ein, wenn nötig, bzw. genauer, ich lade die PatientInnen ein, sich um sie zu kümmern, wann immer nötig, wie in diesem Fall.

Es kann sein, dass die beschriebene Arbeit genügt, aber manchmal ist ein noch gründlicheres Durcharbeiten der traumatischen Erfahrungen erforderlich. Allerdings spricht sowohl die klinische Erfahrung wie die Forschung dafür, dass bei komplex traumatisierten PatientInnen mit desorganisierten Bindungsmustern eine Traumakonfrontation sehr riskant ist und die Prognose dafür nicht günstig.

PatientInnen mit relativ stabilen Bindungsmustern und komplexen Traumatisierungen können von einer genauen Durcharbeitung profitieren. Deshalb ist es sinnvoll, auch dafür über Handwerkszeug zu verfügen. In der PITT gibt es die »Beobachtertechnik«, die eine behutsame Bearbeitung der Traumata ermöglicht. Interessierte und kundige LeserInnen können dies im PITT-Manual detailliert nachlesen.

9.3 Das Drei-Phasen-Modell

Bei komplex traumatisierten PatientInnen gibt es einen weitgehenden internationalen Konsens – siehe das Buch von Courtois und Ford –, nach dem sogenannten Drei-Phasen-Modell zu arbeiten. Dies bedeutet im ersten Schritt *Stabilisierung*, wobei darunter nicht ausschließlich beruhigende Interventionen zu verstehen sein sollten, sondern eben auch, wie zuvor beschrieben, solche, die an die Entstehungswurzeln der Probleme gehen, aber nicht in die Tiefe. Das bedeutet, es wird bewusst darauf verzichtet, detailliert auf die Traumata einzugehen, aber sie werden benannt und so weit wie möglich auch erkannt. Außerdem finden tröstende, die Selbsttröstung und Selbstberuhigung ermöglichende Interventionen statt. Besteht eine entsprechende Indikation, sollte dann in einem zweiten Schritt auch eine *Durcharbeitung der Traumata* ermöglicht werden. Schließlich geht es noch um den wichtigen dritten Teil des Drei-Phasen-Modells: nämlich *Trauern und Neubeginnen*. Da werden viele denken, Trauern ja, aber Neubeginnen? Ich denke, dass wir offen sein sollten, für beides. Auch eine 80-Jährige mag noch Freude daran haben, mit einem freieren Blick ins Leben zu schauen und sich Dinge zu erlauben, die sie sich aufgrund traumabedingter Einschränkungen nicht erlauben konnte. Frau A. z. B. hat sich noch einige Reisen gegönnt, die sie sich zuvor wegen ihrer Ängste und depressiven Verstimmungen nicht erlauben konnte.

Dem Trauern sollte ausreichend Raum gegeben werden. Es kann bitter sein, damit fertig zu werden zu akzeptieren, dass man 60 und mehr Jahre ein eher eingeschränktes Leben gelebt hat, und das wegen – z. B. – eines Krieges, der schon 68 Jahre vorbei ist. Alten Menschen fällt es zum Glück oft leichter als jungen, die Dinge zu akzeptieren, wie sie sind oder waren, und nicht zu verzweifeln.

10. Auch alte Menschen waren einmal jung

Ein wenig Zeitgeschichtliches

Wer mit Menschen arbeitet, die älter als 60 Jahre sind, sollte über Grundlagenwissen zur Geschichte ab 1930 und manchmal noch davor verfügen. In Bezug auf das äußere Leben war die Zeit bis in die 60er-Jahre hinein geprägt von Einschränkungen, die sich Menschen, die 1970 und später geboren sind, nur noch schwer vorstellen können.

1930 und davor war Deutschland mit den Folgen des Ersten Weltkriegs und der Weltwirtschaftskrise konfrontiert. Viele Menschen litten Hunger und waren arm, viele hatten ihr Vermögen durch die Geldentwertung verloren. Dann kam von 1933 – 1945 mit Hitler die NS-Zeit. Menschen, in deren Familien man Hitler nahestand, Nazi war, womöglich gegenüber jüdischen Mitbürgern schuldig wurde, sprechen auch heute noch ungern darüber, die Scham über dieses Familienerbe ist oft groß. Manche sind dennoch erleichtert, wenn sie darüber sprechen können und ihnen zugehört wird. Wer in den 30er-Jahren jung war, gehörte der Hitlerjugend oder dem »Bund Deutscher Mädel« an. Manche haben dazu gute Erinnerungen, auch das gilt es zu respektieren. Manche wurden in ihrer Jugend diskriminiert, weil sie da nicht mitmachen wollten und z. B. bei der Katholischen Jugend blieben. Dass Familienangehörige im Widerstand waren, wird eher erzählt. Hier lassen sich oft wertvolle, identitätsstiftende Aspekte durch den Familienzusammenhalt und die Werteorientierung finden, auch wenn diese Zeit traumatisierend und stark von Verlustthemen geprägt war.

Die vor 1930 geborenen Männer nahmen, teils sehr junge Soldaten, am Zweiten Weltkrieg teil. Der Film »Die Brücke« erzählt die Geschichte von Jugendlichen, die noch Ende des Krieges als »Kanonenfutter« verheizt wurden. Fast in jeder Familie gab es Tote und schwer Verletzte durch den Krieg. Der Bombenkrieg war für viele ein einschneidendes Erlebnis, das zwar oft gut verdrängt wurde, aber die Erinnerungen können lange Zeit später wieder wach werden. Viele Ältere haben Flucht und Vertreibung erlitten. Die Jüngeren, also die nach 1940 Geborenen, litten teilweise besonders stark unter dem Bombenkrieg, was erst in den letzten Jahren erkannt wurde. Somatoforme Störungen waren eine häufige, oft lebenslange Folge dieser Erfahrungen. Hierzu empfiehlt sich das Buch »Die vergessene Generation« über die Kriegskinder von Sabine Bode.

Nach dem Krieg gab es noch viele harte Jahre, die von Hunger, Kälte und Armut gekennzeichnet waren. Es ging in vielen Familien ums nackte Überleben, die Wirtschaftswunderjahre erlebten die meisten heute Alten schon als junge Erwachsene. Im Lauf der 60er-Jahre gab es dann von den damals Jungen ein Aufbegehren gegen die verkrusteten Zustände, das hatte u. a. auch damit zu tun, dass unbelehrbare Nationalsozialisten noch immer viele Schlüsselpositionen innehatten. Der Film »Rosen für den Staatsanwalt« zeigt das z. B. sehr eindrücklich.

Viele Männer kehrten schwer traumatisiert aus dem Krieg und noch nach Kriegsende lange Zeit aus der Gefangenschaft zurück. Das ist z. B. eindrucksvoll in dem Film »Das Wunder von Bern« zu sehen.

In diesem Film kann man miterleben, wie schwierig die Situation für Frauen war, die während des Krieges und danach gelernt hatten, selbstständig zu sein. Diese Unabhängigkeit gefiel den Männern nicht, die Frauen sollten zurück an den Herd. Es ist wichtig zu wissen, dass zwar mit dem Grundgesetz die Gleichberechtigung eingeführt wurde, dass es aber Jahrzehnte dauerte, bis auch nur annähernd Gleichberechtigung herrschte. Frauen konnten z. B. erst Anfang der 70er-Jahre ohne Zustimmung des Ehemanns über das Arbeitsamt eine Stelle suchen, erst Ende der 50er-Jahre gehörte Frauen ihr Vermögen selbst, und sie konnten frei darüber verfügen. Bis in die 70er-Jahre hinein galt es eher als ehrenrührig für einen Mann, wenn seine Frau arbeitete. Die Pille war in Deutschland erst ab Ende der 60er-Jahre verfügbar, erst ab diesem Zeitpunkt konnten Frauen darüber bestimmen, ob sie ein Kind bekommen wollten oder nicht.

Mit anderen Worten, die Lebensverhältnisse in der Jugend heute alter Menschen unterschied sich entscheidend von denen heutiger junger Menschen. Gewalt gegen Kinder war die Regel und galt als normal. Hierzu empfiehlt sich das Buch »Nachkriegskinder«, ebenfalls von Sabine Bode. Bei Mädchen ging man davon aus, dass es sich nicht lohne, wenn sie studierten, »weil sie ja doch heiraten«. Viele Mädchen litten darunter, dass es als normal galt, dass die Söhne vorgezogen wurden und zum Beispiel bessere Ausbildungen bekamen. Erst die Frauenbewegung der 70er-Jahre hat vieles erstritten, was junge Frauen von heute für selbstverständlich halten. Der Umgangston war erheblich formeller als heute. Ich (L. R.) habe zum Beispiel mir nicht bekannte Kommilitonen gesiezt. Das war damals so üblich. Einen unglaublichen Gewinn stellte die Annäherung an Frankreich und an andere europäische Länder dar. Aber die tatsächliche Öffnung nach außen war ein langer Prozess. Das zweigeteilte Deutschland gehörte ebenfalls zum Alltag. Für mich sind Erinnerungen an Reisen in die ehemalige DDR bzw. nach Ost-Berlin immer noch albtraumhaft. Wer sich dort nicht regierungskonform verhielt, konnte bis 1963, als die Mauer gebaut wurde, noch in den Westen gelangen, danach nahmen die Repressalien und Einschränkungen dramatisch zu. Unter den heute alten Menschen gibt es nicht wenige, die Opfer des totalitären Systems der DDR waren, sodass wir auch dafür ein offenes Ohr haben sollten.

Das private Leben sah anders aus als heute: Es gab noch viele Wohnungen, in denen mit Kohle geheizt wurde und die über kein eigenes Bad verfügten. Insgesamt waren die Wohnungen auch kleiner, Kinder hatten meist ein Kinderzimmer mit Geschwistern zu teilen. Man kaufte beim Krämer ein, und die meisten Dinge wurden dort aus großen Behältern genommen und verpackt. In der Regel aß man Kartoffeln und Gemüse, Fleisch nur am Sonntag. Das geschah damals aber nicht aufgrund ökologischer Überzeugungen, sondern weil Fleisch und auch Genussmittel sehr teuer waren.

Auch das kulturelle Leben unterschied sich von heutigen Gepflogenheiten: In bürgerlichen Familien wurde Hausmusik gemacht, in der Schule wurden erheblich mehr Klassiker gelesen als heute. Handarbeitsunterricht war in der Schule für Mädchen fast überall Pflicht.

Es sei noch einmal daran erinnert, dass Menschen, die heute 50 Jahre und jünger sind, gut daran tun, sich mit den Beschwernissen von Kindheiten in früheren Jahrzehnten zu befassen bzw. offen zu sein, wenn alte Menschen davon erzählen. Interessiertes, ja neugieriges Fragen erschließen den Jüngeren neue Welten, für die Älteren ist es eine Erfahrung von Angenommensein, von Verstandenwerden. Gerade die schweren Erfahrungen in den jungen Jahren der Alten stoßen oft auf Tabugebote, dass man darüber besser nicht sprechen sollte. Oder es wurde in den Familien so viel darüber gesprochen, dass Kinder und Enkel die Geschichten »nicht mehr hören können«. Ein trauriges Beispiel für Tabus ist die Geschichte der Hannelore Kohl (Schwan 2011), die mit kaum jemand über die tragischen und traumatischen Erfahrungen in ihrer Kindheit gesprochen hat. Sie schien es – vielleicht unbewusst – vorzuziehen, sich in die Dunkelheit zurückzuziehen. Es war die Rede von einer »Lichtallergie«, vielleicht erscheint es manchmal einfacher, Dinge »nicht ans Licht zu holen«, und es wäre auch nicht empfehlenswert, PatientInnen dazu zu drängen. Ein Angebot des mitfühlenden, offenen Fragens kann eine Chance sein!

Es ist wichtig, all das zu wissen, um Verständnis aufzubringen. Wer nichts von diesen Zeiten weiß, die auch noch je nach Schichtzugehörigkeit unterschiedlich waren, sollte fragen und zuhören und offen dafür sein, dass »alles ganz anders« war, als wir es heute kennen. Spielfilme aus früheren Zeiten geben oft einen sehr lebendigen Eindruck von den damaligen Lebensumständen, auch von dem, was nicht zur Sprache kam, und von den Verdrängungsmechanismen. Mich erstaunt z. B. zu sehen, wie selbstverständlich in den Filmen der 50er- 80er-Jahre von den FilmheldInnen unentwegt geraucht wurde, und es erschüttert mich in den meisten Filmen das chauvinistische Frauenbild. Es gibt auch eine ganze Reihe von autobiografischen Erzählungen, z. B. die wunderbar geschriebenen Bücher von Ulla Hahn über das Leben in den 40er- und 50er-Jahren.

Die positive Kraft der Erinnerung

Ich (L. R.) denke mit Vergnügen an eine Übung, die Christa Diegelmann vorschlägt, bei der man sich an seine Lieblingsspeisen erinnert. Auf einmal entdeckte ich eine ganze Welt der Freude auch dort, wo es gar nicht immer leicht war. Dadurch, dass ich mir vergegenwärtigte, wie ich mich auf bestimmte Speisen als Kind freute, mit welcher Lust ich sie gegessen hatte, trat so manches Schwere aus einer Kindheit des Mangels in den 40er- und 50er-Jahren – und das betrifft ja viele Alte! – auf einmal in den Hintergrund. Und diese Erinnerungen helfen mir immer noch, wenn ich an diese »mageren Zeiten« denke.

Auch das Thema »Wasser« ist häufig mit schönen Erinnerungen verknüpft. Deshalb empfehlen wir gerne Gespräche und einen Austausch von Erinnerungen an Reisen an Flüssen entlang oder gar Wanderungen am Wasser. In der Jugend der heute Alten haben viele noch lange Wanderungen oder Radwanderungen gemacht. Das Leben war einfacher, große Reisen waren eher selten. Junge Leute fuhren an den Flüssen entlang mit ihren Rädern; man konnte noch frei an den Flussläufen entlang ein Zelt aufschlagen. Man war tagelang unterwegs, es gab kein Handy, ja nicht einmal Telefon, das heißt, damals waren junge Menschen sehr viel mehr allein auf sich gestellt. Hatte man sich erst einmal auf den Weg gemacht, gab es wenig oder gar keinen Kontakt nach Hause. Es kann sehr anregend sein, Alte einzuladen, sich an Flüsse, Bäche, Seen, Wasserfälle zu erinnern. Mit wem waren sie dort?

Ich (L. R.) erinnere mich gerne an den Brunnen vor dem Wochenendhaus meiner Großeltern. Noch heute höre ich das nie endende Geräusch des Wassers, das Plätschern. Und sofort kommen weitere Bilder von der Umgebung, weitere Geräusche und Klänge: Kuhglocken, der Duft der Rosen, das Knirschen von Kies vor dem Haus, die Großmutter mit ihrem Stickzeug auf der Bank vor dem Haus und vieles mehr. Sogar der Geschmack des Wassers wird erlebbar, es war köstlich kühl. Wenn man ein Glas länger darunterhielt, gab es ein leises klatschendes Geräusch vom Überfließen des Glases. Ich erinnere mich auch an das Gefühl von Fülle, weil dieser Brunnen nie aufhörte zu fließen.

Springbrunnen, die bis heute eine große Faszination auf mich ausüben, gehören ebenfalls zu den wichtigen Erinnerungen. Und da wir damals noch viele Gedichte auswendig lernten, erinnere ich mich auch noch an Rilkes und an Conrad Ferdinand Meyers Brunnengedichte. Und Wasserfälle! Und wieder »sprudeln« die Erinnerungen, vor allem an Wanderungen in den Bergen.

Es lohnt sich, nach solchen Erinnerungen zu fragen, denn fast alle Alten haben noch intensive Erfahrungen in der Natur gemacht. Als Kinder haben die meisten draußen mit anderen Kindern gespielt. Man sollte nach den Spielen, den Abenteuern fragen.

Nichts hat meine Fantasie und meine Erinnerungen beim Schreiben bisher mehr beflügelt als die Beschäftigung mit dem Thema Wasser. Das mag bei anderen anders sein. Als sicher gilt mir aber, dass es sich lohnt, nach diesen Erfahrungen in und mit der Natur zu fragen.

Fragen Sie auch nach Pflanzen, z. B. hatte die Patientin/der Patient einen Garten? Hat es Freude gemacht, dort tätig zu sein? Was wuchs dort oder wächst dort? Lange Geschichten über Gärten können da auftauchen und die Augen zum Leuchten bringen.

Ich erinnere mich an die Wanderungen mit meinem Vater, der alle Pflanzen in der Natur zu kennen schien und uns davon erzählte. Besonders gut kannte er Heilpflanzen und bereitete daraus Arzneien. Noch heute halte ich Ausschau nach Weißdorn und Maiglöckchen, die gut fürs Herz sind, nach Schöllkraut, das der Galle hilft, nach Johanniskraut, aus dem man Öl bereiten kann, das der Haut guttut.

Erinnerungen an Tätigkeiten der Eltern, Großeltern

Noch heute macht es mich glücklich, in eine Apotheke zu gehen, in der noch das eine oder andere selbst hergestellt wird, weil ich den Geruch mag. Leider gibt es diesen Geruch in immer weniger Apotheken. Man sollte alte Menschen nach den Erfahrungen mit den Berufen und Tätigkeiten der Eltern fragen. Berufstätigkeiten der Mütter waren selten, aber ihr Leben im Haus sah auch erheblich anders aus, als wir das heute kennen. Mein Vater war Apotheker, und es gibt unzählige Erinnerungen an sinnliche Wahrnehmungen von seiner Apotheke. Viele Alte sind noch auf dem Land aufgewachsen, auf Bauernhöfen, oder waren dort in den Ferien. Als Kinder durften wir die Kühe der Nachbarn hüten, was für ein Abenteuer!

Jüngeren LeserInnen seien biografische und autobiografische Schilderungen empfohlen, in denen das Leben, wie es in den 30er- bis 50er-Jahren war, beschrieben wird. Vieles war schwer, von der Nazizeit und dem Krieg und der Nachkriegszeit überschattet. Aber das ist nur die eine Seite, es gab eben doch auch das für Kinder immer aufregende einfache Leben draußen, das voller sinnlicher Erfahrungen war. Oder ein Leben mit Berufstätigkeiten, wo Dinge mit der Hand gemacht wurden und man staunend als Kind zusah oder auch helfen durfte oder musste: wie Wäsche gewaschen wurde, ohne Waschmaschine. Ich erinnere mich z. B., dass in den 40er-Jahren Wäsche noch im Fluss hinterm Haus gespült wurde. Wie Brot in einem Ofen für das ganze Dorf gebacken wurde, wo man Marmelade im Krämerladen in Pergamentpapier aus einem großen Eimer abgefüllt bekam, wo nur mit Öfen geheizt wurde, mit Holz und mit Brikett. Das Kochen von Marmelade, das Einwecken von Gemüse und Obst auf einem Herd, der ebenfalls mit Holz und Kohle beheizt wurde. Manchmal war er die einzige Heizquelle, sodass es nur in der Küche warm war, sonst überall kalt, und oft bitterkalt.

Meine persönlichen Erinnerungsfragmente sollen die LeserInnen zu Fragen und womöglich eigenen Erinnerungen anregen.

Schlussgedanken

Was ist uns besonders wichtig?

1. Alte Menschen – wie junge! – brauchen GesprächspartnerInnen.
2. Es geht darum, durch Zugewandtheit und Freundlichkeit individuelle Erinnerungen zu ermöglichen.
3. Daraus lassen sich Ressourcen ableiten.
4. Imaginationsübungen sollten, wenn immer möglich, individuell gestaltet werden.
5. Übungen, wie in den Praxisteilen des Buches beschrieben, sollten »eingewebt« und nicht nach Manual »abgearbeitet« werden.

Älter werden

Antwort an Christa Wolf
»Du weinst um das Nachlassen ...
und so unglaublich es sein mag
den unvermeidlichen Verfall der Sehnsucht.«
(Kindheitsmuster, Christa Wolf)

Die Sehnsucht
nach Gerechtigkeit
nimmt nicht ab
Aber die Hoffnung

Die Sehnsucht
Nach Frieden
nicht
Aber die Hoffnung

Die Sehnsucht nach Sonne
nicht
täglich kann das Licht kommen
durchkommen

Das Licht ist immer da
eine Flugzeugfahrt reicht
Zur Gewissheit

Aber die Liebe

der Tode und Auferstehungen fähig
wie wir selbst
und wie wir

Der Schonung bedürftig.

Hilde Domin

Danksagung

Wir bedanken uns vor allem bei Dr. Christine Treml, ohne deren Ermutigung und Unterstützung dieses Buch nicht entstanden wäre. Wir danken Olaf Reddemann, Prof. Dr. Judith Glück und Prof. Dr. Elisabeth Bubolz-Lutz für ihren fachlichen Blick.

Wir bedanken uns bei unseren Müttern Hildegunde Mutschler, Gisela Leve, Susanne Beate Kindermann sowie Großmutter und Großvater Karen und Klaus Dieter Köngeter, die uns Vorbilder im Älterwerden waren und sind.

Diplomarbeit

Die in diesem Band in Auszügen übernommene Diplomarbeit von Lena-Sophie Kindermann trägt den Titel:

Eine einzelfallorientierte Interventionsstudie zur Wirkung imaginativer Übungen bei pflegebedürftigen alten Menschen. Quantitative und qualitative Analysen.

Fragen zur Diplomarbeit oder Einsicht in den Text:
lenakindermann@web.de

Textnachweis

S. 9: Marie Luise Kaschnitz: »Dies immer noch«. Aus: Marie Luise Kaschnitz, Gesammelte Werke in sieben Bänden, Band 5: Die Gedichte. © Insel Verlag, Frankfurt am Main 1985. Alle Rechte bei und vorbehalten durch Insel-Verlag, Berlin.
S. 156: Hilde Domin: »Älter werden«. Aus: Hilde Domin, Gesammelte Gedichte. © Fischer Verlag GmbH.
Wir danken für die Abdruckgenehmigungen.

Literatur

Amrhein, L. (2013): Die soziale Konstruktion von »Hochaltrigkeit« in einer jungen Altersgesellschaft. Z Gerontol Geriat, 46: 10 – 15

Amrhein, L., Backes, G. M. (2008): Alter(n) und Identitätsentwicklung: Formen des Umgangs mit dem eigenen Älterwerden. Z Gerontol Geriatr, 41(5): 382 – 393. DOI: 10.1007/s00391-008-0007-3

Aner, K. (2012): Im Alter ein Mensch bleiben … Was sind uns die Alten wirklich wert? Z Gerontol Geriat, 45: 585 – 586. DOI 10.1007/s00391-012-0390-7

Baas, S., Schmitt, M., Wahl, H. W. (2008): Singles im mittleren und höheren Erwachsenenalter. Sozialwissenschaftliche und psychologische Befunde. Stuttgart, Kohlhammer

Bäcker, G., Naegele, G., Bispinck, R., Hofemann, K., Neubauer, J. (2010): Sozialpolitik und soziale Lage in Deutschland. Band 2, Gesundheit, Familie, Alter und Soziale Dienste. 5. durchgesehene Auflage. Wiesbaden, VS Verlag

Backes, G. M. (2003): Frauen – Lebenslagen – Alter(n) in den neuen und alten Bundesländern. In: Reichert, M., Maly-Lukas, N., Schönknecht, C. (Hrsg.): Älter werdende und ältere Frauen heute. Zur Vielfalt ihrer Lebenssituationen. Opladen/Wiesbaden, Westdeutscher Verlag: S. 13 – 34

Backes, G. M., Clemens, W. (2000): Lebenslagen im Alter: Gesellschaftliche Bedingungen und Grenzen. Opladen, Leske + Budrich

Backes, G. M., Clemens, W. (2013): Lebensphase Alter: eine Einführung in die sozialwissenschaftliche Alternsforschung. 4. überarbeitete und erweiterte Auflage. Weinheim, Juventa-Verlag

Baltes, M. M., Baltes, P. B. (1992 b): Gerontologie, Begriff, Herausforderung und Brennpunkte. In: Baltes, P. B., Mittelstraß, J.: Zukunft des Alterns und gesellschaftliche Entwicklung, Berlin, de Gruyter. S. 1 – 34

Baltes, M. M., Lang, F. R. & Wilms, H.-U. (1998): Selektive Optimierung mit Kompensation: Erfolgreiches Altern in der Alltagsgestaltung. In A. Kruse (Hrsg.), Psychosoziale Gerontologie. Band 1: Grundlagen. Göttingen: Hogrefe, S. 188–202

Baltes, P. B., Grühn, D., Scheibe, S. (2007): Reduced Negativity Effect in Older Adults' Memory for Emotional Pictures: The Heterogeneity-Homogeneity List Paradigm. Psychology and Aging, 22, (No 3): 644 – 649

Baltes, P. B., Baltes, M. M. (1992 a): Erfolgreiches Altern: Mehr Jahre und mehr Leben. In: Baltes, P. B., Kohli, M., Sames, K. (Hrsg.): Erfolgreiches Altern. Bedingungen und Variationen. Bern, Hans Huber, S. 5 – 10

Benedetti, F. (2011): The patient's brain. Oxford, University Press

Bode, S. (2013): Die vergessene Generation. Stuttgart, Klett-Cotta

Bonanno, G. A., Mancini, A. D. (2008): The human capacitiy to thrive in the face of potential trauma. Pediatrics 121: 369 – 375

Borysenko, J. (1995) Feuer in der Seele. Freiburg i. B., Bauer

Brandtstädter J., Rothermund, K. (1998): Bewältigungspotenziale im höheren Alter: adaptive und protektive Prozesse. In: Kruse, A. (Hrsg.): Psychosoziale Gerontologie. Bd. 2, Interventionen. Jahrbuch der medizinischen Psychologie. Göttingen, Hogrefe

Bubolz, E. (1983): Bildung im Alter. Der Beitrag therapeutischer Konzepte zur Geragogik. Freiburg, Lambertus

Bubolz-Lutz, E. (2008): Gestalttherapeutische Arbeit mit Menschen im fortgeschrittenen Alter In: Hartmann-Kottek, L., Strümpfel, U. Gestalttherapie. 2. Auflage. Heidelberg, Springer, S. 371 – 385

Bubolz-Lutz, E. (2010): Bildung im Alter. Eine gestalttherapeutische Perspektive. Psychotherapie im Alter 1: 25 – 41

Bubolz-Lutz, E., Gösken, E., Kricheldorff, C., Schramek, R. (2010): Geragogik. Bildung und Lernen im Prozess des Alterns. Das Lehrbuch. Stuttgart, Kohlhammer

Bundesministerium für Familie, Senioren, Frauen und Jugend (BMFSFJ) (2010): Sechster Bericht zur Lage der älteren Generation in der Bundesrepublik Deutschland. Altersbilder in der Gesellschaft. Berlin. Online. http://www.bmfsfj.de/RedaktionBMFSFJ/Abteilung3/Pdf-Anlagen/bt-drucksache-sechster-altenbericht,property=pdf,bereich=bmfsfj,sprache=de,rwb=true.pdf (Stand: 12. 02. 2013)

Bundesministerium für Familie, Senioren, Frauen und Jugend (BMFSFJ) (2006): Fünfter Bericht zur Lage der älteren Generation in der Bundesrepublik Deutschland »Potenziale des Alters in Wirtschaft und Gesellschaft – Der Beitrag älterer Menschen zum Zusammenhalt der Generationen«. Berlin. Online. www.bmfsfj.de/RedaktionBMFSFJ/Abteilung3/Pdf-Anlagen/fuenfter-altenbericht,property=pdf,bereich=bmfsfj,sprache=de,rwb=true.pdf (Stand: 12. 02. 2013)

Butollo, W., Karl, R. (2012): Dialogische Traumatherapie. Stuttgart, Klett-Cotta

Carls, C. (1996): Das »neue Altersbild«: Interpretationen zur Inszenierung: ›Wissenschaftliche Aufgeklärtheit in vorurteilsumnachteter Gesellschaft‹. Münster, LIT Verlag

Chovinov, H. M., Hack, T., Hassard, T. Kristjanson, L. J., McClement, S. Harlos, M. (2005): Dignity therapy: A novel psychotherapeutic intervention for patients near the end of life. Journal of clinical oncology, 23: 5520

Clemens, W. (2012): Vorbereitung auf und Umgang mit Pensionierung. In: Wahl, H.-W. Tesch-Römer, C. Ziegelmann, J. P. (Hrsg.): Angewandte Gerontologie. Interventionen für ein gutes Altern in 100 Schlüsselbegriffen. 2. vollständig überarbeitete Auflage. Stuttgart, Kohlhammer, S. 218 – 223

Courtois, C. A., Ford, J. D. (2011): Komplexe traumatische Belastungsstörungen und ihre Behandlung. Paderborn, Junfermann

Davidson, R. (2011): Warum wir fühlen wie wir fühlen. München, Arkana
Diegelmann, C. (2009): Trauma und Krise bewältigen. Stuttgart, Klett-Cotta
Dorst, B. (2010): Lebenskrisen: Die Seele stärken durch Bilder, Geschichten und Symbole. Düsseldorf, Walter
Ehrler, W. (2000): Beziehung zwischen körperlicher Aktivität und Lebenszufriedenheit im Alter. Zeitschrift für Gerontologie und Geriatrie, 33/2: 59
Erickson, M., Rossi, E.(2010): Hypnotherapie. 10. Auflage. Stuttgart, Klett-Cotta
Erikson, E. H. (1974): Identität und Lebenszyklus: 3 Aufsätze. 2. Auflage. Frankfurt am Main, Suhrkamp
Erlemeyer, N. (2002): Alternspsychologie. Grundlage für Sozialberufe. 2. erweiterte Auflage. Münster, Waxmann Verlag
Feil, N. (1993): The Validation Breakthrough. Simple Techniques for Communicating with people with »Alzheimer's Type Dementia«. Baltimore, Health Professions Press
Forstmeier, S. Uhlendorff, H., Maercker, A. (2005): Diagnostik von Ressourcen im Alter. Zeitschrift für Gerontologie & -psychiatrie – online. 18 (4), 227 – 257. Zugriff am 28.10.2011 Verfügbar unter http://www.dggg-kongress.org/kongress2010/pics/2010_Supplement.pdf
Forstmeier, S., Maercker, A. (2008): Probleme des Alterns. Göttingen, Hogrefe
Glück, J. (2012): Weisheiten aus der psychologischen Weisheitsforschung. Keynote-Vortrag, Tagung der Deutschen Gesellschaft für Gerontologie und Geriatrie (DGGG), Bonn, September 2012
Glück, J., Bischof, B., Siebenhüner, L. (2012): »Knows what is good and bad«, »Can teach you things«, »Does lots of crosswords«: Children's knowledge about wisdom. European Journal of Developmental Psychology, 9: 582 – 598
Glück, J., Bluck, S. (2013): MORE Wisdom: A developmental theory of personal wisdom. In: Ferrari, M., Weststrate, N. (Eds.): The Scientific Study of Personal Wisdom. New York, Springer, S. 75 – 98
Grawe, K. (2000): Psychologische Therapie. 2. Auflage. Göttingen, Hogrefe
Grütters, A.(2010) Hat die imaginative Übung des »Inneren Teams« einen Effekt auf aktuelle Entscheidungsfragen bei StudentInnen und wenn ja, welchen? Diplomarbeit. Universität Klagenfurt
Hirsch, R. D. (2011): Psychotherapie mit Hochbetagten. In: Petzold, H. G., Horn. E. Müller, L. (Hrsg.), Hochaltrigkeit. Herausforderung für persönliche Lebensführung und biopsychosoziale Arbeit. Wiesbaden, VS Verlag, S. 147 – 163
Hobi, V. (1985): Baseler Befindlichkeits-Skala. Ein Self-Rating zur Verlaufsmessung der Befindlichkeit. Weinheim, Beltz Test
Hüther G. (2011): Was wir sind und was wir sein könnten. Frankfurt, S. Fischer
Hüther, G. (2010): Die Macht der inneren Bilder. Wie Visionen das Gehirn, den Menschen und die Welt verändern. Göttingen, Vandenhoeck & Ruprecht
Jopp, D., Rott, C. Wozniak, D. (2010): Psychologische Stärken im Alter. In: A. Kruse (Hrsg.): Potenziale im Altern. Heidelberg, AKA Verlag, S. 51 – 68
Karl, F. (2003): Sozial- und verhaltenswissenschaftliche Gerontologie – ein multi-

und interdisziplinäres Projekt. In: Karl, F. (Hrsg.): Sozial- und verhaltenswissenschaftliche Gerontologie. Weinheim, Juventa, S. 7 – 17

Kast, V. (2010): Was wirklich zählt, ist das gelebte Leben. Die Kraft des Lebensrückblicks. Freiburg, Kreuz

Kipp, J. (Hrsg.) (2008): Psychotherapie im Alter. Gießen, Psychosozial-Verlag

Kirn, T., Echelmeyer, L., Engberding, M. (Hrsg.) (2009): Imagination in der Verhaltenstherapie. Heidelberg, Springer

Kolland, F., Meyer Schweizer, R. A. (2012): Altern und Wertewandel. Z Gerontol Geriat, 45: 587 – 592. DOI 10.1007/s00391-012-0392-5

Kossert, A. (2008): Kalte Heimat: Die Geschichte der deutschen Vertriebenen nach 1945. Berlin, Siedler

Köster, D. (2012): Thesen zur kritischen Gerontologie aus sozialwissenschaftlicher Sicht. Z Gerontol Geriat, 45: 603 – 609. DOI 10.1007/s00391-012-0385-4

Kricheldorff, C. (2010): Integration und soziale Teilhabe durch Bildungsprozesse im Alter. Psychotherapie im Alter 1: 9 – 23

Kricheldorff, C. (2012): Geragogik und Gesundheit. Vortrag bei der Jahrestagung des AK Geragogik der Deutschen Gesellschaft für Gerontologie und Geriatrie, 27./28. 01. 2012, Witten

Kruse, A., Schmitt, E., Re, S., Gusset-Bährer, S. (2002): Medizinpsychologische und -soziologische Aspekte des Alter(n)s. In: Brähler, E. (Hrsg.): Handlungsfelder in der psychosozialen Medizin. Göttingen, Hogrefe, S. 163 – 184

Kruse, A., Wahl, H. W. (2010): Zukunft Altern. Individuelle und gesellschaftliche Weichenstellungen. Heidelberg, Spektrum Akademischer Verlag

Lang, F. R., Rupprecht, R. (2012): Interventionsrelevante Konzepte der lebenslangen Entwicklung. In: Wahl, H.-W. Tesch-Römer, C. Ziegelmann, J. P. (Hrsg.): Angewandte Gerontologie. Interventionen für ein gutes Altern in 100 Schlüsselbegriffen. 2. vollständig überarbeitete Auflage. Stuttgart, Kohlhammer, S. 66 – 71

Laslett, P. (1995): Das dritte Alter: Historische Soziologie des Alterns. Weinheim, Juventa

Lazarus, A. (2006): Innenbilder. Imagination in der Therapie und als Selbsthilfe. 4. Auflage. Stuttgart, Klett-Cotta

Lehr, U. (2007): Psychologie des Alterns. 11. Auflage. Wiebelsheim, Quelle & Meyer

Leipold, B., Greve, W. (2012): Krise und Bewältigung. In: Wahl, H. W., Tesch-Römer, C., Ziegelmann, J. P. (Hrsg.): Schlüsselbegriffe Gerontologie Stuttgart, Kohlhammer, S. 90 – 95

Maercker, A., Forstmeier, S. (2012): Der Lebensrückblick in Therapie und Beratung. Heidelberg, Springer

Martin, M., Kliegel, M. (2008): Psychologische Grundlagen der Gerontologie. 2. Auflage. Stuttgart, Kohlhammer

Miethe, I. (2011): Biografiearbeit: Lehr- und Handbuch für Studium und Praxis. Weinheim, Juventa

Morton, I. (2002): Die Würde wahren: Personenzentrierte Ansätze in der Betreuung von Menschen mit Demenz. Stuttgart, Klett-Cotta

Moskiou, V., El-Zidy-Ibrahim, N., Spira, D., Hoffmann, K. Steinhagen-Thiesen, E. (2010): Longitudinale Untersuchung der Studienteilnehmer der Berliner Altersstudie / (BASE I) über 19 Jahre. Zeitschrift für Gerontologie und Geriatrie, 43: 51 ff.

Müller, L., Petzold, H. G. (2003): Resilienz und protektive Faktoren im Alter und ihre Bedeutung für den Social Support und die Psychotherapie bei älteren Menschen. In POLYLOGE: Materialien aus der Europäischen Akademie für psychosoziale Gesundheit. Eine Internetzeitschrift für »Integrative Therapie« - Online, 08/2003: 1 – 32. Düsseldorf/Hückeswagen. Zugriff am 11. 10. 2011. Verfügbar unter www. FPI-Publikationen.de/materialien.htm

Naegele, G. (1998): Lebenslagen älterer Menschen. In: A. Kruse (Hrsg.), Psychosoziale Gerontologie. 1. Grundlagen. Göttingen, Hogrefe, S. 106 – 128

Naegele, G., Schütz, R.-M. (1999): Soziale Gerontologie, Lebenslagen im Alter und Sozialpolitik für ältere Menschen – Überblick über die Beiträge. In: Naegele, G., Schütz, R.-M. (Hrsg.): Soziale Gerontologie und Sozialpolitik für ältere Menschen. Gedenkschrift für Margret Dieck. Opladen/Wiesbaden, Westdeutscher Verlag, S. 14 – 28

Olbrich, E., Lehr, U. (1976): Social roles and conacts in old age: Consistency and patterns of change. In: Thomae, H. (Hrsg.): Patterns of aging. Basel, Karger, S. 113 – 126

Pellegrino, E. D. (2005): Bekenntnis zum Arztberuf – und was moralisch daraus folgt. In: Thomas H.: Ärztliche Freiheit und Berufsethos. Dettelbach, Verlag J. H. Röll, S. 17 – 58

Peters, M. (2002): Entwicklung, Entwicklungskonflikte und Entwicklungsförderung im Alter. In: Peters M., Kipp, J. (Hrsg.): Zwischen Abschied und Neubeginn. Entwicklungskrisen im Alter. Gießen, Psychosozial-Verlag, S. 15 – 35

Peters, M. (2004): Klinische Entwicklungspsychologie des Alters. Grundlagen für psychosoziale Beratung und Psychotherapie. Göttingen, Vandehoeck & Ruprecht

Peters, M. (2006): Psychosoziale Beratung und Psychotherapie im Alter. Göttingen, Vandenhoeck & Ruprecht

Pichler, B. (2010): Aktuelle Altersbilder »junge Alte« und »alte Alte«. In: Aner, K., Karl, U. (Hrsg.): Handbuch Soziale Arbeit und Alter. Wiesbaden, VS-Verlag, S. 415 – 425

Pinquart, M. (2012): Wirkung von Psychotherapie im Alter. In: Wahl, H.-W. Tesch-Römer, C. Ziegelmann, J. P. (Hrsg.): Angewandte Gerontologie. Interventionen für ein gutes Altern in 100 Schlüsselbegriffen. 2. vollständig überarbeitete Auflage. Stuttgart, Kohlhammer, S. 349 – 354

Pohlmann, S. (2010): Alterspotenziale: Wirklichkeit, Wahrnehmung und Wahrscheinlichkeit. In: Kruse, A. (Hrsg.): Potenziale im Altern. Heidelberg, AKA Verlag, S. 75 – 97

Radebold, H. (2002): Therapieziele für Ältere – Defizitklärung, Lebensbewältigung oder Entwicklungsförderung? In: Peters, M., Kipp, J. (Hrsg.): Zwischen Abschied und Neubeginn. Entwicklungskrisen im Alter. Gießen, Psychosozial-Verlag, S. 211 – 224

Reddemann, L. (2004): Eine Reise von 100 Meilen beginnt mit dem ersten Schritt. Freiburg, Herder

Reddemann, L. (2010): Imagination als heilsame Kraft. Zur Behandlung von Traumafolgen mit ressourcenorientierten Verfahren. 16. Auflage, Stuttgart, Klett-Cotta

Reddemann, L. (2011): Psychodynamisch Imaginative Traumatherapie. PITT-Das Manual. 6. Auflage. Stuttgart, Klett-Cotta

Reddemann, L. (2013): Überlebenskunst. 7. Auflage. Stuttgart, Klett-Cotta

Reddemann, L. (2013): »Ich hatte viel Bekümmernis« oder »Trost durch Musik«. In: Riedel, I. (Hrsg.): Die Kunst zu leben – die Kunst zu heilen. Inspirationen durch die Psychologie von Verena Kast. Ostfildern, Patmos

Richard, N. (2010): Integrative Validation nach Nicole Richard. »Sie sind sehr in Sorge«: Die Innenwelt von Menschen mit Demenz gelten lassen. Curaviva 2, 10: 4 – 9

Riedel, I. (2010): Die innere Freiheit des Alterns. 2. Auflage. Mannheim,Walter

Rogers, C. R. (1989): Therapeut und Klient. Grundlagen der Gesprächspsychotherapie. Frankfurt am Main, Fischer Verlag

Rupprecht, R. (2008): Psychologische Theorien zum Alternsprozess. In: Oswald, W. D., Gatterer, G., Fleischmann, U. M. (Hrsg.): Gerontopsychologie: Grundlagen und klinische Aspekte zur Psychologie des Alterns. Wien, New York, Springer, S. 13 – 27

Schroeder, W., Schweppe, C. (2010): Alte Menschen mit Migrationshintergrund. In: Aner, K.: Handbuch Altenarbeit. Wiesbaden, VS Verlag, S. 369 – 376

Schwan, (2011): Die Frau an seiner Seite. Das Leben der Hannelore Kohl. Stuttgart, dva

Seligman, M. (2003): Der Glücksfaktor. Bergisch Gladbach, Ehrenwirth

Sennett, R. (2012): Zusammenarbeit. Berlin, Hanser

Stasing, J. (2011): Imagination und Selbstwirksamkeit. Zwei bedeutende Ressourcen für die Psychotherapie. Diplomarbeit Universität Klagenfurt

Statistisches Bundesamt (destatis) (2012): Alleinlebende in Deutschland. Ergebnisse des Mikrozensus 2011. Online: https://www.destatis.de/DE/PresseService/Presse/Pressekonferenzen/2012/Alleinlebende/begleitmaterial_PDF.pdf?__blob=publicationFile (Stand: 19. 05. 2013)

Staudinger, U. M., Glück, J. (2011): Psychological wisdom research: Commonalities and differences in a growing field. Annual Review of Psychology, 62: 215 – 241

Steele, K. (2006): Das verfolgte Selbst. Paderborn, Junfermann

Tews, H. P. (1996): Produktivität des Alters. In: Baltes, M. M., Montada, L. (Hrsg.): Produktives Leben im Alter. Frankfurt, Campus, S. 184 – 210

Van der Hart, Nijenhuis, Steele, K. (2006): Verhaltenstherapie. Heidelberg, Springer

Walker, A. (2010): The Emergence and Application of Active Ageing in Europe. In: G.H. Naegele (Hrsg.): Soziale Lebenslaufpolitik. Wiesbaden, VS Verlag, S. 585 – 601

Wampold, B. (2010): The Basics of Psychotherapy: An Introduction to Theory and Practice (Theories of Psychotherapy). Amer. Psychological Assn

Wampold, B. E., Imel, Z. R., Laksa, K. M., Benish, S., Miller, S. C., Flückiger, C., Del Re, A. C., Baardseth, T. P., Budge, S. (2010): Determining what works in the treatment of PTSD, Clinicla Psychological Review. DOI: 10.1016/j.cpr.2010.06.005

Watkins, J., Watkins, H. (2003): Ego states. Theorie und Therapie. Heidelberg, Carl Auer

Wiesmann, U., Hannich, H.-J. (2010): Eine salutogenetische Analyse des Wohlbefinden-Paradoxons im höheren Lebensalter. Zeitschrift für Gerontologie und Geriatrie, 43/1: 52 ff.

Willutzki, U. (2003): Ressourcen: Einige Bemerkungen zur Begriffserklärung. In: Schemmel, H., Schaller, J. (Hrsg.): Ressourcen. Ein Hand- und Lesebuch zur therapeutischen Arbeit. Tübingen, dgvt Verlag

Wurm, S., Huxhold O. (2010): Individuelle Altersbilder. In: Motel-Klingebiel, A., Wurms, S., Tesch-Römer, C. (Hrsg.): Altern im Wandel. Befunde des Deutschen Alterssurveys (DEAS). Stuttgart, Kohlhammer, S. 246 – 262

Zank, S., Wilms, H.-U., Baltes, M. (1997): Gesundheit und Alter. In: R. Schwarzer, (Hrsg.), Gesundheitspsychologie. Ein Lehrbuch. 2. überarbeitete Auflage. Göttingen, Hogrefe, S. 245 – 263

www.klett-cotta.de/lebenlernen

Luise Reddemann bei Klett-Cotta

Imagination als heilsame Kraft
Hör-CD mit Übungen zur Aktivierung von Selbstheilungskräften

Leben Lernen. CD mit Booklet, Laufzeit 60 Minuten
ISBN 978-3-608-89023-5

»Fazit: sehr empfehlenswert – sowohl für TherapeutInnen, als auch für Menschen, die kompetente und einfühlsame Information von einer erfahrenen Therapeutin zum Thema Traumatherapie suchen.«
Globuli

Dem inneren Kind begegnen
Hör-CD mit ressourcenorientierten Übungen

Leben Lernen. CD mit Booklet, Laufzeit 60 Minuten
ISBN 978-3-608-89036-5

»Die CD ist zum Selbststudium gut geeignet für stabile und gut integrierte Persönlichkeiten, zur Psychohygiene bei Psychotherapeuten oder auch als Begleitmaterial für Psychotherapien mit Traumapatienten und Menschen, die mit schweren lebensgeschichtlichen Belastungen fertig werden müssen.«
Deutsches Ärzteblatt

Leben LERNEN
Klett-Cotta

www.klett-cotta.de/lebenlernen

Luise Reddemann bei Klett-Cotta

Würde – Annäherung an einen vergessenen Wert in der Psychotherapie

Leben Lernen 212. 144 Seiten, broschiert. ISBN 978-3-608-89066-2

Luise Reddemann denkt darüber nach, welchen Stellenwert »Würde« heute noch hat:

- Die Autonomie des Anderen verdient grundsätzlichen Respekt.
- Es gilt, die Würde der Verletzlichkeit und auch des möglichen Scheiterns anzuerkennen.
- PsychotherapeutInnen sollten das Recht des Patienten auf ein »Nein« des Mitteilens anerkennen.

Psychodynamisch Imaginative Traumatherapie

PITT – Das Manual

Leben Lernen 241. 7. Auflage
280 Seiten, broschiert. ISBN 978-3-608-89105-8

»Die Autorin arbeitet deutlich heraus, wie es mit der Hilfe der Psychodynamisch Imaginativen Traumatherapie gelingen kann, Patientinnen und Patienten behutsam und respektvoll an die eigenen Probleme heranzuführen unter Wahrung und Förderung der individuellen Ressourcen.«
Der Nervenarzt

Leben LERNEN
Klett-Cotta

www.klett-cotta.de/lebenlernen

Luise Reddemann bei Klett-Cotta

Überlebenskunst

Unter Mitarbeit von Peer Abilgaard. 6. Auflage
160 Seiten, broschiert. Mit CD (Kantaten von J. S. Bach, Laufzeit ca. 45 Minuten). ISBN 978-3-608-86002-3

»Das Lesen motiviert, die eigenen Kraftquellen zu kultivieren und ihnen zu vertrauen. In diesem Sinne bleibt nach der Lektüre ein grosses Dankeschön.«
Marie-Louise Pfister, Castagna

Dankwart Mattke / Luise Reddemann / Bernhard Strauß

Keine Angst vor Gruppen!

Gruppenpsychotherapie in Praxis und Forschung

Leben Lernen 217, unter Mitarbeit von Claus Fischer
2., durchgesehene Auflage, 399 Seiten, broschiert
ISBN 978-3-608-89077-8

Andreas Krüger / Luise Reddemann

Psychodynamisch Imaginative Traumatherapie für Kinder und Jugendliche

PITT-KID – Das Manual

Leben Lernen 201. 3. Auflage, 280 Seiten, broschiert
ISBN 978-3-608-89048-8

Leben LERNEN
Klett-Cotta